草 原

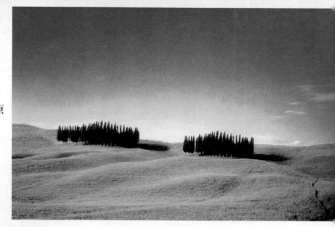

草 原

桂 林

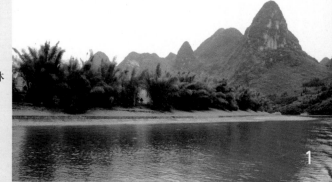

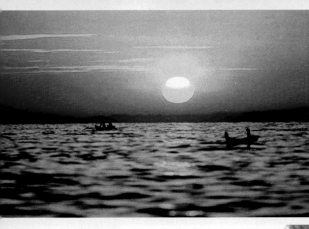

海 滨

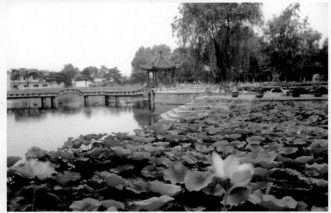

疗养院

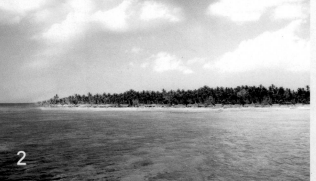

疗养院

2

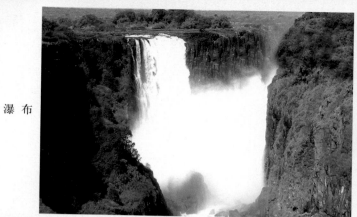

瀑 布

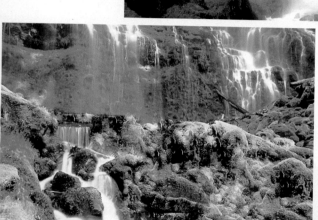

瀑 布

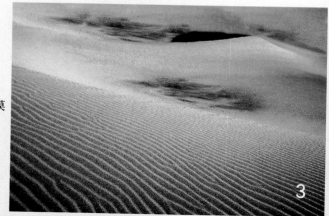

沙 漠

3

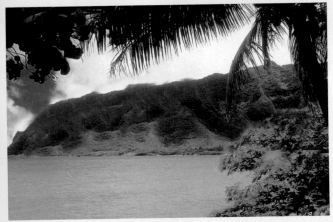

湖 滨

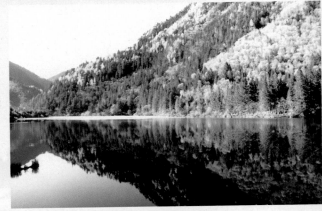

九寨沟

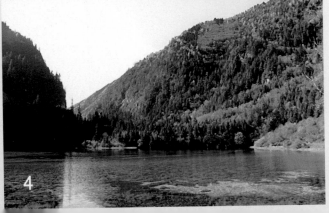

九寨沟

4

旅游养生指南

主 编

张怀明

副主编

张 薇

编著者

贾凤伦 岳洪宾 李亚靖 王铁权

陈铁兵 戴文奎 温 泉 李 博

金盾出版社

内 容 提 要

本书介绍了气象气候景观、园林花卉景观、湖泊水域景观、山岳溶洞景观与养生,草原沙漠健身游,森林温泉保健游,"三农"海滨养生游及旅游必备常识等内容。语言生动活泼,资料翔实可靠,实用性与趣味性相结合,是广大旅游爱好者的必备读物。

图书在版编目(CIP)数据

旅游养生指南/张怀明主编 . —北京:金盾出版社,2004.6
ISBN 978-7-5082-2983-6

Ⅰ. 旅… Ⅱ. 张… Ⅲ. 保健—基本知识 Ⅳ. R161

中国版本图书馆 CIP 数据核字(2004)第 035738 号

金盾出版社出版、总发行
北京太平路 5 号(地铁万寿路站往南)
邮政编码:100036 电话:68214039 83219215
传真:68276683 网址:www.jdcbs.cn
封面印刷:北京精美彩色印刷有限公司
正文印刷:国防工业出版社印刷厂
装订:兴浩装订厂
各地新华书店经销
开本:787×1092 1/32 印张:7.125 彩页:4 字数:165 千字
2011 年 2 月第 1 版第 3 次印刷
印数:19001—19100 册 定价:14.00 元

序

　　随着经济的发展,社会的进步与开放和人民生活水平的日益提高,人们的价值观念和消费模式发生了变化,旅游已成为人们生活中的组成部分。单纯的旅游已难以满足人们的需要,参加不同类型的旅游活动,既能丰富人们的地理、历史、文化知识,又能在特定的自然环境中欣赏、探索和研究名山大川、名胜古迹的自然特征,从而达到提高文化素质,解除精神压力,促进身心健康的目的。可以说,旅游已成为当今最热门的一项社会活动,节假日的一个靓点。

　　随着社会竞争的日益激烈,人们生活节奏不断加快,心理压力和心理疲惫加剧,加之人类生存的环境也受到了日益严重的污染与人为破坏,旅游养生就成为人们生活中渴望了解的内容。人们向往回归自然、贴近自然、享受自然,尽情地体味大自然的平静与和谐的愿望十分强烈。到大自然去旅游可在一种全新的环境中改变呆板乏味的生活内容,使旅游者的精神得到松弛,体力得到恢复,从大自然中获得强身健体的恩赐。

　　张怀明等同志编写的《旅游养生指南》一书,以广大旅游者为对象,从保健养生的角度,全面阐述了气象、气候、园林、花卉、湖泊、水域、森林、山岳、溶洞、草原、沙漠、温泉、海滨等景观与旅游者身心健康的关系,探讨了旅游活动促进旅游者身心健康的机理,介绍了我国各地的名山、名水、名胜古迹,使旅游者在游览中得到享受，获得知识，对旅游者很有帮助。该书题材新颖，通俗易懂，科学实用，涉及内容广泛，适合广大旅游爱好者阅读，也可供旅游工作者参考。

张传谋

2004 年 2 月

前　言

　　城市人口的骤增,生态环境日趋恶化,加之生活节奏的加快和竞争的日益激烈,使人们回归大自然的要求愈加迫切。人们利用大自然赋予的大好河山争相外出旅游,饱览风景名胜,达到养生健身的目的。

　　从医学角度看,到空气新鲜、气候宜人、风景优美的山林、海滨或者乡村去旅游,不仅可以使蜗居都市的人们享受充足的阳光、洁净的空气和大自然的美景,还能够使终日奔波劳累的人们放松紧张的情绪,恢复体力,振奋精神。因此,旅游已成为现代社会人们不可缺少的保健措施之一。

　　一个优美的风景区,往往也是一个优质的生态环境,到此游览,不仅有助于陶冶心情,振奋精神,而且还可以修身养性,祛病强身。我国在许多风景区建立了各种疗养院,方便人们定期去度假、疗养,这是一种理想的保健旅游。

　　旅游也是一所没有围墙的大学。各地域的风俗习惯,不同类型的文化现象以及各种各样的职业行为,都会在旅游区交汇聚集。通过旅游可以欣赏各地风情,领略自然风光,发掘地域文化,开拓眼界,扩大知识面;还可以学到许多在书本上学不到的东西,提高自身的涵养,激发爱国热情,增加生活情趣,引发创作灵感等。

　　《旅游养生指南》一书,向广大旅游爱好者介绍了旅游养生基础知识,气象气候景观、园林花卉景观、湖泊水域景观、山岳溶洞景观与养生,草原沙漠健身游,森林保健游,温泉保健游,"三农"养生健身游,海滨养生健身游及旅游必备常识简介等内容。文字生动活泼,资料翔实可靠,实用性与趣味性相结合,是广大旅游爱好者的必备读物。

旅游本身就是一部书,仁者见仁,智者见智。历代文人墨客们从自然风景和名胜古迹中寻求灵感,吸取养料,从而作出流芳百世的诗文书画。所以,旅游是知识、是文化,它能让每一个人在旅游中不断地学习、挖掘和收获。

由于作者水平有限,书中疏漏之处在所难免,恳请广大读者给予指正。

张怀明
2004 年元月

目　　录

第一章　基础知识

一、旅游景观

目前,学者对旅游景观的理解不尽相同。地理学家把景观作为一种地表景象,或综合自然地理区域,如草原景观、森林景观等;艺术家把景观作为表现与再现的对象,等同于风景;建筑师则把景观作为建筑物的配景和背景;生态学家把景观作为生态系统;旅游学家则把景观当作资源。其实,景观是人向往的自然,景观是人的栖居地,景观是人造的工艺品,景观是财富,景观是历史,景观是美。总而言之,景观是一种综合体,不仅是客观的存在,而且融会了旅游者的感受,是主客观的统一。景观与社会学、心理学、历史学、地质学、考古学、生物学、气象学、建筑学、园林学、环境学、医学、文学艺术等学科都有密切的联系。

二、旅游景观与养生

(一)旅游景观的医学开发

疗养康复医学一向把景观作为自然疗养因子加以重视和开发,把能引起人们良好的情绪反应,促进病体康复的外界环境称为医学旅游景观;疗养医学、美学、心理学、气象学等,则把景观作为进行疾病治疗的基础。优美的景观可消除旅游者的精神紧张和心理压力,还能稳定情绪,改善睡眠和增进食欲。对于冠心病、自主神经功能失调、消化性溃疡、更年期综合征等有良好的治疗作用。

中医根据阴阳五行学说,利用旅游活动来调节人们的心态,解郁强体。中医按照旅游者的病情及体质等实际情况进行科学安排,如在游览中安排登山涉水、漂洋过海、探险揽胜等为动游。动游含有阳刚之美,适合于青壮年人和体力较好者。在游览中安排游览巴东的丰都鬼城,登临黄山的奇峰险景等为险游。险游具有镇心降火之作用,能调节过度兴奋的情绪,适用于心火过旺者。在游览中安排游览杭州的岳飞庙、北京的卢沟桥和圆明园遗址,能引起人们的情绪变化为怒游。怒游适合于思虑过度、情绪郁结者。在游览中安排游赤壁遗址,往往能激起人们的思古之幽情;游览洞庭君山则有怀念湘妃之思,故地重游也能令人追思往昔等,所以称为思游。思游具有镇静作用,适用于患有恐慌症的人。在游览中安排汨罗江之游,使人因凭吊屈原油然而生悲伤之情;秋冬万物萧条,给人以悲凉之感,称为悲游。悲游具有制怒平肝的作用,适合于情绪易于激愤者。在游览中安排欣赏园林风光和小桥流水、泛舟湖泊、品茗赏月等称为静游。静游具有阴柔之美,最适合于中、老年人和体质较弱者。

(二)疗养地理学

疗养地理学是一门介于疗养学、地理学和环境科学之间的新兴边缘学科,主要是研究自然环境对人体健康的影响,同时也研究具有地区特征的自然疗养因子的分布。

我国古代医学家很重视自然环境与人体健康的关系。现代疗养学家认识到,人类适应自然环境的能力是有限的。如果自然环境剧变,超出人体生理调节功能的限度;或者机体的调节功能失常,不能对自然环境的变化作出适应性调节,就会患病。因此,对疗养地理学的调查研究便开展起来了。科学地掌握疗养地理学的区划关系和自然疗养因子分布规律,有助于对疗养学进行时空变化的逻辑思考和动态研究。

疗养地理学是医学地理学领域中一个新发展起来的研究领域,主要是研究生命现象或过程的空间模式及其与环境、自然疗养因子等因素的关系。根据研究,在山地疗养,自然条件能增强机体的抵抗能力,日光可调节糖类、脂肪、蛋白质代谢,改善钙、磷代谢,提高免疫能力,减少癌的诱发因素。山地疗养还有利于高血压病、胃溃疡、冠心病等慢性病患者的康复。调查发现,长寿老人多居住山区。而在海滨疗养地,对海水的应用研究表明,海水浴可改善心血管的泵血功能和机体的免疫功能。海滨疗养还有利于贫血、糖尿病及呼吸系统疾病的治疗。对矿泉疗养地的研究表明,矿泉具有的温度刺激作用,可使血管扩张、心输出量增加,有利于心血管病患者的康复;矿泉具有的浮力和压力作用,可使外周淋巴液回流,促进炎症的吸收,提高心肺功能,增加肢体关节活动度。

当前,疗养地理学的研究领域已大大拓宽,尚包括以下几个分支领域:

1. 微量元素地理学　地球化学在探索天体的同时,发现地壳中许多化学元素的平均含量与人体内相应的化学元素含量有惊人的相似性。现代医学证实,微量元素是生理功能和蛋白质合成的关键成分,对激素、细胞膜起激活和稳定作用。海水浴时,海水中的 80 多种化学元素有的可以附着于体表,在皮肤表层形成离子层,刺激皮肤神经末梢,通过对神经-体液调节而发挥保健作用;有的元素可通过皮肤进入体内,参与生物化学过程,调节神经活动。矿泉浴时,矿泉中的许多化学元素通过浸泡而从皮肤进入体内,不能经皮肤吸收的,能附着于皮肤表面形成生物薄膜,从而发挥健身治病作用。泥浴时,治疗泥中的钙、镁、钠、硫化物等化学物质附着于体表,或经皮肤透入体内影响神经系统。森林浴时,森林中胶体悬浮物结合的微量元素,是由固体、液体颗粒或混合颗粒悬浮于空中介质中的一种悬胶体,通过森林浴而发挥保健作用。草原浴时,草原微量元素形成细微悬浮质点,通过蒸发和植物的蒸腾作用进入人体,发挥生物效应。

2. **长寿地理学** 国际自然医学会确定的 4 个长寿区为巴基斯坦的洪萨,前苏联的格鲁吉亚,南美的厄瓜多尔和中国的广西巴马。研究证实,巴马人居住区内存在着对人类最适宜的各种环境条件。巴马地处山区,属于亚热带季风湿润气候,海拔在 500 米~1 430 米;气温、气湿、气压均较低;空气新鲜,含有大量负离子;阳光辐射强,紫外线充足;人口密度小,厂矿寥寥无几,污染少。山区风景秀丽,环境幽静,群山起伏,云雾缭绕,山泉和瀑布随处可见。主食是玉米,搭配红薯和杂粮,对饮食起到提高营养价值和互补的作用;黄豆和新鲜蔬菜是巴马人常吃的;食油是一种对心血管有益的富含不饱和脂肪酸,尤其是含亚油酸和亚麻酸的火麻仁油;饮用水为井水和矿泉水;常年的爬山和劳动,促进了新陈代谢,延缓了衰老的过程。巴马人的长寿提示我们,如何为人类最优控制和综合改善自然环境及膳食结构提供更多的科学依据,这是长寿地理学研究的目的。

3. **疾病地理学** 疾病地理学是疗养地理学的重要分支。包括与环境生物因素有关的,如血吸虫疾病地理;与环境化学因素有关的,如地方性甲状腺肿和克山病地理等;与环境物理因素有关的,如医疗气象地理,高原疾病地理,海洋疾病地理等;病因复杂的疾病地理,如恶性肿瘤的人群分布和地区分布呈现区域性地理特征。因此,确定某一地区是否可作为疗养地,必须进行疾病地理学调查。

4. 环境疗养 环境疗养主要是研究环境污染对人体健康的影响,目前已成为一门独立的学科。随着人类活动和工业生产的发展,环境污染已造成无数公害,自然疗养资源亦不同程度地受到污染。空气、日光、森林、湖海、矿泉等是疗养院赖以生存的重要条件,因此,环境污染也就当然成了疗养地理学研究的重要对象。

5. 疗养地理制图 反映疗养地理学研究成果的重要手段之一,就是利用现代化手段进行疗养地理制图。一幅好的疗养地理图,具有直观性、综合性、整体性、精确性等特点,可以直观表达人体健康状况与地理环境的关系,构成疗养地理的主要内容。

三、旅游景观的特征与医疗作用

从医学、美学、心理学和气象学等观点出发,把景观作为一种保健养生因子,通过自然环境调节而产生心理、生理效应,达到精神愉快、解除疲劳、抗病强身、防治疾病的目的,这是人们回归大自然的重要形式之一。

(一)旅游景观的特征

1. 景观种类 根据景观的形成,可以分成自然景观和人工景观两大类。

（1）自然景观：自然景观是指地貌、水体、气候、动植物等自然地理要素所构成的，吸引人们前往进行游览活动的山水名胜，具有明显的天赋地理外貌的特征，分为山地、海滨、森林等自然景观，如奇峰异石、汹涌云海、茫茫林海、参天古树。海滨、海岛、海潮、珊瑚礁等自然的美景，使人心旷神怡，精神焕发。它们往往是自然风景中最具有美学特征的地段或区域。

山地景观，以山峦重叠、险峰峻岭为特点，如庐山、黄山、泰山等。海滨景观，以万顷碧波、海阔天空为特点，如北戴河、大连、青岛等。湖泊景观，以湖光山色、扁舟荡漾为特点，如杭州西湖、无锡太湖等。森林景观，以参天古木、成荫绿树、幽静环境为特点，如吉林长白山、福建武夷山等自然保护区。草原景观，以天高云淡、一望无际的大草原为特点，如天山牧场、呼伦贝尔大草原等。沙漠景观，以气候干燥、流沙万顷为特点，如新疆吐鲁番沙漠、甘肃敦煌鸣沙山等。喷泉景观，以泉水喷射形成各种天然景色为特点，如济南趵突泉等。

（2）人工景观：人工景观是指用人工的方法在自然景观的基础上创造出符合人们美学、心理学等审美观的景色。包括园林景观、花木、建筑等。

人工景观，以历史或当代名人的业绩为背景，用不同的方式表达，激发后人获取教益为特点。建筑景地，以古典或现代的优美建筑格局为特点，如北京故宫。

2. 景观特点　景观蕴涵着一定的感应气氛，激发人们的游览欲望，吸引人们前去观赏、体验。欣赏泰山日出，流连于艳丽迷人的庐山晚霞，能激发人们对美好事物的向往与追求。其特点是景色秀丽、格调优美、环境幽静、空气清新、气候宜人、形态各异、意境深远、富有生机，如山川的雄伟，海洋的波澜壮阔，森林的宁静等。许多景观具有明显的时空属性，原来不是景观的事物,在某种条件和因素作用下可以变为景观,如地震遗迹,岩浆喷溢等。景观的多样性是指景观的类型多样。丰富性是指同一种类型的景观,其空间分布的广泛性,如我国名山众多,在大江南北、长城内外都有分布。海岛、海滨景观,则在东部和东南部沿海地区随处可见。景观具有丰富的文化性,各类景观具备多种游览功能,其共同特点是它们都蕴涵着丰富的文化科学知识内容。

景观的产生、分布、演化和发展,无不遵守地质科学的基本规律,归纳为纬度地带性、经度地带性、垂直地带性和集中性特征。纬度地带性,形成各种类型的岩溶地貌和溶洞、地下河。中低纬度沿海地区,形成了众多的海滨、海岛。一些名山大川、文化古迹,多在中纬度地区。经度地带性形成许多风蚀地貌。垂直地带性形成西北山区和青藏高原著名的冰山雪峰。中高山地区,多深谷险滩,是探险旅游者漂流和进行深山考察的佳境。平原和山地交接地带,形成险奇的陡壁、悬崖、峡谷,往往成为幽涧、瀑布、深潭、温泉、溪流等风景秀美之地。矿泉和湖泊的分布也表现出明显的集中性。自然景观往往在相隔较远的地方又出现类似景观,如石灰岩溶洞在许多地方都有出现,火山、瀑布、峡谷、温泉、海滩等也是这样。景观的周期性变化十分显著,季节性变化也属于周期性变化,特别是中纬度地区周期性变化更为明显,很多自然景观比较难得,甚至极为罕见,给人造成一种急切的神秘之感,如日出、云海、佛光、海市蜃楼等。

3. 景观欣赏 景观欣赏是一种高雅的审美活动。人们对景观迷恋与观赏的兴趣是十分广泛的,不只局限于风光秀丽的名山大川,那些过去被人们遗忘的荒野山地,如今可能被认为是绝美的观赏胜地。

景观欣赏，就是人们通过感官对美景的客观感受，领略到的美感。对于景观的认识，也与认识其他事物一样，因人、因时代、因修养、因心境而存在较大差异。各种景观千姿百态、五光十色，人们通过实地观光欣赏，从而在景观欣赏者的大脑形成一种兴奋的信号，感到赏心悦目、心旷神怡，达到景观欣赏的最高境界，即审美意境。可使欣赏者获得身心愉快，达到精神享受之目的，有益于身心健康。人们对景观的欣赏，决不仅仅满足于对感官的愉悦，在欣赏中必有观感，必有联想（联想能调节神经系统，促进身体分泌一些激素、酶和乙酰胆碱物质，达到增强免疫功能的作用），必有思索，必有升华，而使欣赏者思绪飞扬，从中受到启迪，感悟出许多人生的哲理。同时，也增加了不少景观欣赏和审美的实践知识，真正体验到情景结合，知其然又知其所以然。这时，那些千姿百态、异彩纷呈的景观，由物化状态被渐渐拟人化了，成为人们的良师益友，赋予人们以精神的启迪。

汉代著名的史学家司马迁，曾提出过一个人类永恒的哲学命题——"究天人之际"。把这句话用到人们对大自然的观察和对景观的欣赏上，求得人与自然的融合，人对景观的感悟。人们对景观的认识、发现、鉴赏、利用，是一条永无止境的长河。

4. 景观审美　景观审美就是人们对景物客体观赏过程中美的感受，从而使人获得美的享受和性情的陶冶。审美活动不同于认识活动，只有把人的感情移位于景物这个客体中去，才能产生审美活动，感受到景物之美。游览者当其面对景观时，主要的获得必然是从那里得到最大程度的美的感受，获得身心愉悦和快乐，达到精神的享受和满足，并在享受的过程中陶冶自己的性情，加深对祖国和乡土的热爱，这就是以景观的整体或局部作为鉴赏对象而进行的审美活动。

　　自然景观作为人所能接触到的风景自然资源,也就是美的自然物和自然现象的综合。自然美即存在于自然界的自然物和自然现象之美。景物本身所具有的美的属性,是人们能够获得美的感受的源泉。具备美的自然景物刺激观赏者的感官(主要是视觉感官)而产生感觉,感觉通过大脑的理解而升华为知觉,形成对景物的感应,由此萌生强烈的审美心理意向。

　　生态景观以其形象、动态、色彩、声音作用于人的感官,景作用于人,人移情于景,产生人景感应而引起美感。这是由"物境"直接引发的美感。如果移情作用继续深化,达到情景交融的地步,则不仅人移情于景物,仿佛景物也移情于人,在人们的心目中又会出现一种"意境"之美。

　　5. 景观时空　景观时空是指各种构景要素和一切事物一样,在时间和空间中存在变化与发展。空间是长、宽、高的立体三维,以山的形象美归结为"雄"、"险"、"秀"、"幽"四个字,它们是山岳景观的形象美的高度概括。

　　名山生态形象局部的秀、幽并无伤其整体的雄、险,整体的秀、幽并不意味着没有局部的雄、险。所以说,任何名山的生态景观,其形象是兼有雄、险、秀、幽的特点,刚柔相济的性格,只不过有的在宏观上以雄、险的态势著称,或者多有雄、险的局部景观;有的则在客观上以幽、秀的气氛宜人,或者其局部的幽、秀景观居多。

　　色彩主要表现在名山的植被、岩石、土壤、水体等构景要素上。植被和岩石的颜色构成山岳色彩的基调,植被的绿色是大自然环境中最常见的色,也是正常的自然生态主要色,它能给予人们的视觉以舒适的感觉。

　　潺潺溪涧,叮咚流水,为宁静的山景平添了活泼生动的生机。瀑布是名山常见的动态水景,水瀑跌落的白练,宛若缤纷色彩中的一抹亮光。

景观审美形象的空间形式主要表现为体积、形状、线条、色彩;时间形式主要表现为自然时间、社会时间、心理时间。审美形象是景物和景色的统一,有山无水的景观,山是僵死的,没有生气的山;有水无山,水是淡漠的,没有灵气的水;有山有水的景观,景物和景色相对统一,才能是一幅青山绿水的画卷。观赏每一个景观都要全方位地体会,才能达到审美的意境。

(二)旅游景观的医疗作用

景观作为物质能量作用于人体后,通过神经-体液的有关环节,调节人体的功能,发生相应的生理和治疗效应。

人类对外界环境的适应,是一个复杂的生物学过程。在景观保健因子的作用下,新的体内环境和外环境的动态平衡形成,从而提高机体对外界环境的适应能力。景观因子通过皮肤、免疫系统、神经-内分泌系统等的作用,提高机体的防卫能力,即加强皮肤的屏障功能,细胞免疫和体液免疫功能。如气候疗法、矿泉疗法、海水疗法等,均可促使病后衰弱状态的机体免疫功能逐渐恢复正常。改善机体的反应性,如选择一定的气候疗养,可改善急、慢性病患者对不良气象因素的反应,防止气象病理反应。海水浴后,可使变态反应性疾病患者血液中组胺的含量减少,从而减轻变态反应;还能使异常的生物节律恢复正常。生物节律异常是各种病理状态的基础,一个疗程的温泉浴或海水浴即可使异常的生物节律恢复正常。景观可改善精神状态,具有极显著的心理治疗和康复作用。

为了充分利用景观的医疗作用,发挥景观对健康、亚健康人群的保健作用,导游应积极激发游览者的好情绪、好心情。游览前导游必须积极引导,宣传景观的秀丽和对健康的有益影响,从而使人们对景观产生浓厚的兴趣,把心情调整到最佳状态,这样才能达到良好的心理效应。人在旅途中眺望车窗外的景色,面对壮丽博大的自然人文景观,咀嚼其深邃的意韵,心里充满憧憬与冲动,这时的心情产生出微妙难言的喜悦,感觉旅途充满了新鲜与奇异。生活中不可能没有这样那样的挫折和烦恼,旅游是医治心理创伤的良药。人们向往旅游,向往那种无拘无束放飞心情的旅游。卸下生活的负担,走进大自然,亲吻大自然,使自己的心情得到一次真正的放飞。有了好心情,就不仅用自己的眼睛,而且用自己的心去阅读风景,感悟自然,能从真境中进入意境。真境中有了意境,景物中投入了情感,直观上增添了思维,心中便拥有了徜徉青山翠谷"轻云不作雨,故傍青山飞"式的超然;拥有了登山极目远眺"会当临绝顶,一览众山小"式的豪迈;拥有了"夜观苍穹繁星","无风云出塞,不夜月临关"式的宁静。再把自己的灵感、激情与深邃的历史,广袤的世界结合交融在一起,就必然会产生高天任我飞,大海任我游,飘然若仙之感。

四、自然风光

　　旅游者通过对自然风光的观赏、游览,可以感受到大自然的壮美、神奇,既丰富自身的感情,同时也能开拓自己的视野,增长知识,使身心得到很好的休息,从而达到强身健体之目的。

(一)地　　貌

地貌是指地球表面的形态,如陆地上的山地、平原、河谷、沙丘,海底的大陆架、大陆坡、深海平原、海底山脉等。风景中的雄、险、奇、幽、香、旷、野等多种美感的产生,都同地貌有着直接关系,如造型奇石"风动石",熔岩景观、海蚀景观等,更具观赏价值。

1. 风景名山地貌类型　我国的风景名山是指自然景观优美,山岳环境优良,形态造型别致的山地,其分布极为广泛。从类型上看,可将其分为以下几类:

(1)花岗岩地貌:花岗岩地貌节理发育,经地壳抬升作用形成高大挺拔的山体,其主峰突出,山岩陡峭险峻,气势宏伟。花岗岩地貌岩石裸露,沿节理断裂有强烈的风化侵蚀和流水切割,多奇峰、悬崖、深壑、怪石,球状风化作用突出,可形成风动石,雄伟壮观,如鼓浪屿的日光岩、海南三亚的天涯海角等,则为海滨巨石耸立的典型。花岗岩又是重要的含矿岩石,许多重要的有色金属和贵金属矿床,都产于花岗岩体中。我国花岗岩地貌分布广泛,其中以黄山、华山、泰山景色最为著名。

(2)丹霞地貌:我国南方红色砂砾岩在大自然内外应力作用下,发育出奇峰、赤壁、岩洞等特殊地貌景观。此种地貌最早发现于广东的仁化丹霞山,被视为丹霞地貌的典型。著名的有武夷山、湖南的武陵源、江西的龙虎山等。在南方地区雨量多,因而常有丹山碧水相映之趣。

(3)火山熔岩地貌:是火山爆发时,地下岩浆涌出地表冷却凝固所形成的地貌。因地壳地层断裂,新构造运动和板块运动而形成火山喷发,地下岩浆从火山口或火山裂缝涌出地面,随地形而流动,逐渐冷却、凝固,最后形成黑、褐、黄等颜色的绳状岩体,形如巨蟒。此过程还可形成各种拟人拟物的形态,称之为象形地貌,如海龟、大熊、石塔、波浪,应有尽有,人称"火山地貌天然博物馆"。它具有山锥、火口湖、堰塞湖、温泉、熔岩台地等地貌。在我国熔岩地貌主要分布在三个地带:环蒙古高原地带,如黑龙江五大连池旅游胜地;环青藏高原地带,如云南腾冲火山群自然奇观;环太平洋地带,如吉林省的长白山,长白山的地下森林,大屯的温泉等,皆举世闻名。

(4)流纹岩地貌:为火山熔岩冷却凝结而成,在凝结过程中形成各种奇妙形态。以浙江雁荡山最为典型,有"合掌"、"一帆"、"犀牛望月"等奇观,构造丰富、逼真。著名造型山峰有灵峰、大剪刀峰、金鸡峰等。

(5)喀斯特地貌:是以碳酸盐类岩石为主的可溶性岩石,在以水为主的外力作用下形成的地貌。其地面为岩溶峰和峰林以及"刀丛剑树"式的石林、石牙等,地下则为"无洞不奇"的溶洞与地下河等。这些都是旅游观赏价值非常高的地貌形式。

另外还有其他岩石构成的风景名山,如江西九江的庐山是以古老变质岩为基质,而江苏南京的紫金山则是以紫色岩石为基础。

2. **风景名山的欣赏** 人们对山岳景观审美的多样性的认识是随着时代的发展、科学技术的进步而不断扩大和深入的。名山是以优美的自然景观和人类文明作为内涵,被人们认识而知名的山地空间综合体。名山富有雄、奇、险、秀、幽、野、旷等形象美的特征,包含民族和地方特色,并有与自然景观相协调的历史文化因素。

不同山体类型给人以不同的美感。高山以高大险峻、气势雄伟为特点,给人以勇敢无畏、勇于攀登的豪情和鼓舞;中低山则以妙峰秀岭和幽深、奇特、葱茏、苍郁等景色为特点,给人以优雅、秀丽、俊美的愉快感觉。因此,高山地貌宜于远眺,不宜于近观;中山的风景地貌,宜于中距离或侧景的方式观赏;小山的造型地貌,宜于近景观赏。这样,人与山就形成了情与景、意与景的交融,人和山交融成一体。

(二)水　　体

水是自然界分布最广、最活跃的物质之一,也是最有生命力的塑景、构景因素之一。高山大河有汹涌奔腾之势;山间小溪有潺潺之音,一路欢歌;平原河流蜿蜒流淌,碧波荡漾;大江湖泊烟波浩淼。水景微风涟漪使人感到宁静素雅,奔腾急流使人感到生机盎然。水,由于它的形状而美:辽阔的、一平如镜的、宁静的、蜿蜒曲折的。可以这样说,水和山、动植物、建筑物相映成趣,能增加风景区的明媚和活力。

但并非任何水都能构成水体旅游资源,只有环境卫生质量好,水体自身具有优美度,才可以构成旅游资源。水体自身的优美度包括形态美、色彩美、声音美以及影像美。水体本身具有形、影、声、色、甘、奇等美学特征。所谓形态美,是指水体分布呈现不同形状。江河、溪、涧等属线形水体,形态各具一定的风韵;水天一色令人心旷神怡,娇秀妩媚令人迷恋不止,宛若银带奔流不息,其长短、宽窄、曲直变化万千。大海大湖一望无垠,波涛万顷,有开阔雄壮的美感。小的水面则有宁静、安逸的意境。色彩美是由于透入水中的光线,受水及其悬浮物对光的选择吸收和反射作用的影响,使水呈现不同的颜色。如海呈现蓝色,瀑布中的"白练"、"白绢"等因阳光、地势呈迷人的白色。美丽光影是指水体近周的山、石、树、花以及白云、蓝天、桥梁等,都会因阳光照射而在水中产生倒影形成奇妙的美景,诗句:"水底有明月,水上明月漂。水流月不去,月去水还流,"便是水影美的意境。听觉美是以声音来感受的,如激流咆哮,江河滔滔,飞瀑轰鸣,海啸惊天,溪流潺潺,泉水叮咚等都能令人陶醉。

俗话说,山是水的筋骨,水是山的血脉。所谓"山得水而活,水依山而幽",风景胜地大多数以有水为佳。溪流、瀑布使山地变得生动活泼;云雾使群山时隐时现,似有似无,产生飘渺朦胧之美。水景山景浑然一体,水滋润了花木,养育了动物,从而使景色秀美,充满了生机。郭熙曾说:"山无云则不秀,无水则不媚。"水体旅游资源包括海洋、湖泊、江河、瀑布、涌泉等旅游景观。

(三)瀑　　布

瀑布有很高的欣赏价值,它将山水完美地结合在一起,形、色、声俱佳。瀑布,往往飞泻直落千丈而下,或遇石散开成长状而落,给人以雄、奇、险、壮之感。大的瀑布发出轰然雷鸣,涌雪堆玉,在阳光照射下会出现七色彩虹,以其磅礴的气势使游人惊心动魄;小的瀑布跳荡蹦溅似飞珠腾玑,如轻纱飘飞,声则若管弦丝竹,最后化为霏霏雨雾。瀑布与山石峰洞、白云蓝天、林木花草等协调结合,构成了美若仙境的奇妙世界。

瀑布跌落的形态,磅礴的声势,映照出缤纷色彩而成瀑布景观,具有极高的美学欣赏价值。我国最大的瀑布是黄果树瀑布,位于贵州镇宁布依族苗族自治县西南的白水河上;海拔最高的瀑布是长白山天池瀑布,位于长白山上,池水下泻,形成68米的天池瀑布,犹如白练倒悬,银龙飞舞,轰鸣如雷,惊心动魄。

我国著名的瀑布尚有川鄂交界的十丈洞瀑布群、山西壶口瀑布、黄山三瀑、庐山瀑布、雁荡十三瀑、泰山黑龙潭瀑布、崂山瀑布、湖南修武云台山瀑布和湖北笔架山瀑布等。

（四）海　　洋

随着人们对海洋的认识不断深化,出现了前所未有的海洋旅游热。海洋旅游资源包括海滨旅游资源和海岛旅游资源。"三S旅游"(Sun Sea Sand),指的是太阳、海洋和沙滩这三种最受人们欢迎的旅游资源。碧波浩淼、神秘莫测、一望无际的大海,宽阔洁净的沙滩,旖旎壮观的海上景色,使人心境澄明而又充满激情,气象万千的海洋景观更富有浪漫的魅力,撼人心魄。

（五）江　　河

江河是地球的血脉。水天一色的江河与沿岸的山林风光,丰富多彩的人文景观和谐结合,形成了秀丽多姿、景象万千的景观。在河流的上游,河面狭窄,水流湍急,奇峰、峡谷幽深,山光水彩,瀑布深潭,急流险滩,摄人心魄;而河流下游则水面展宽,时而贴近山麓,时而展延平川,形成风景各异、魅力无穷的旅游景观走廊,如我国的长江、黄河、漓江等。

（六）湖　　泊

晴天在岳阳楼上眺洞庭湖,大孤山上赏鄱阳湖,鼋头渚观太湖,龙门瞰滇池别有情趣。湖泊成为水文旅游资源的一个重要部分,富有天然风貌。有的湖泊身居高山、雪山倒映、银峰环抱,具有高山平湖的风姿;有的静卧原野、烟波浩淼,同时与周围的人文景物相融合,形成了极具特色的旅游景观。人们常用"明镜"、"明珠"、"湖光山色"等来形容自然风光的妖媚多姿。我国的名湖有杭州西湖、江苏太湖、江西鄱阳湖、湖南洞庭湖等。其中洞庭湖"容纳四水,吞吐长江",故有"八百里洞庭"之称;周围荷稻飘香,湖上帆影如梭,烟波浩淼,使人飘飘欲仙,一派丰饶景象;岳阳楼临湖矗立,其建筑别具一格,且有被称为绝品的范仲淹撰、苏子美书的《岳阳楼记》;还有"白银盘里一青螺"的君山等,给人以极强的吸引力。

(七)涌　　泉

我国是世界上泉水最多的国家之一,涌泉分布十分广泛。泉水具有很高的观赏价值。有些泉时流时歇,这就是"间歇泉";一串串不断上冒的水珠形成了连续的动态美感,就是珍珠泉;"水热爆炸泉"则是一声巨响,夹带大量蒸气、泥沙等直射高空,极为壮观。另外,还有水火同源泉、喊泉、彩色泉等。澄碧晶莹的泉水有的清冽甘美,似琼浆玉液;有的富含氨基酸,对人体有益,适于饮用或酿酒;有的温泉,适于沐浴、治病;有的矿泉水含有稀有元素,具有医疗价值。我国的名泉很多,如镇江的中冷泉、无锡的惠山泉、苏州虎丘观音泉、庐山谷帘泉、北京玉泉等。

(八)海滩风景

我国著名的海滩有三亚、北海、鼓浪屿、青岛、北戴河、大连等。在这些景区,和煦的阳光,悠悠的白云,宽阔温柔洁净的海滩,辽阔无际的海面,绮丽壮观的海上景色,星星点点的船帆,自由翱翔的海鸥,使人既感到平静又充满激情,构成了一幅令人神往的天然画卷。海滨地区由于受海洋气流的调节,夏无酷暑,冬无严寒,气温分布平均,适宜观光、游览、度假和疗养。

五、气象、气候旅游资源

气象、气候旅游资源表现为多变性及动态性。自然山水景观给人的美感主要以固定的实体形式存在。风景气象虽说可直接观赏,但不像山水那样具体形象,常需与其他景配合,才能使气象景观更富魅力,如高山云海,海上日出,沙漠蜃景等景观需借助气象、气候的背景,美感效果才能更加完美。

天气景观与天气变化、气象因素变化及区域地形特点等都有密切的关系。晴朗的天气、明媚的阳光、蒙蒙的春雨、纷纷扬扬的大雪、山区云海、云瀑、"入暮晴霞一片红"的晚照景、神奇莫测的海市蜃楼、瑰丽多姿的极光以及银装素裹的雪景等,都具有造型美、色彩美、动态美的特点。不同的季节安排不同的旅游活动,如春戏桃柳,夏赏风荷,秋看丹桂,冬咏寒梅等。杭州西湖,春日里红桃吐艳,百花齐放,鸟鸣莺啼,完全是一幅美丽、柔和的艳春景色;夏日里满湖翠绿的荷叶生机盎然,娇艳的荷花在阳光下分外夺目,清风送来阵阵荷香,使人陶醉;秋日里天高云淡,秋水如镜,满山红叶,景色格外壮丽;冬日里白雪如银,十里梅香,一派粉妆玉琢的世界。这种山水景观四时景色的差异,使人有"春山烟云边绵,人欣欣;夏山喜木繁荫,人坦坦;秋山明净利摇落,人萧萧;冬山昏霾翳寒,人寂寞。"的不同感受。

云、雾、雨所构成的气象奇观是温暖湿润地区或温湿季节出现的气象景观。在特定的气候、气象条件下出现的奇妙景观能满足人的特殊心理要求。比如云、雾聚聚散散,飘飘停停,给人以遐想与感受,使人产生一种朦胧美。云、雾、雨成了我国许多风景区的重要景观,如黄山自古云成海,云海为其四绝之

· 18 ·

一,景区也分别命名为东海、西海、前海、后海和天海。我国江南,雨期较长,常常细雨如丝,呈烟雾状态,配以山林小景,小桥流水,炊烟缭绕,其意境十分耐人寻味。冰雪的奇妙景观造型生动,婀娜多姿,如蓝山的西山晴雪,九华山的平冈积雪,西湖的断桥残雪等。

皑皑的白雪和茫茫林海与蓝天、白云构成了一幅幅美丽的画卷。冰、雪、雾凇景观是寒冷季节或高寒气候区才能见到的气象景观,具有极高的观赏价值。

雾凇又名"树挂"。著名的雾凇景观多见于我国吉林松花江畔。细辨雾凇形态,有的像腊梅,有的似如白链银丝;有的又似一朵朵怒放的菊花……千姿百态令人惊叹,使人陶醉在独特艺术美的享受中。

观赏日出、日落美景。在我国的名山大川,如庐山、泰山、黄山等都可以看到美仑美奂日出日落的景观。伴随日出、日落,通常有美丽的霞景,如浙江普陀山的"朝阳涌日",庐山含鄱口的"鄱阳晨曦",泰山的"旭日东升"等,均以观日出晨景为主题。宁波无量寺太白山的"南亭晚翠"、承德的"棒槌夕照"、杭州的"雷峰夕照"以及西安临潼的"骊山晚照",则以观赏夕阳西下的晚景见长。佛光景是山岳中特有的一种美景,我国的黄山、泰山、峨嵋山等名山都可以观赏到佛光佳景,尤以峨嵋山金顶观赏佛光最为著名。

蜃景,常见于海湾、沙漠地区和山岳顶部,是由于光线的折射或全反射表现出来的一种"海市蜃楼"景观。观看蜃景的有名之地是山东的蓬莱市。

六、旅游景观养生的基本理论

（一）养生机制

古人早已认识到优美的景观环境及地理气候环境与人体健康有密切的关系。如唐代孙思邈《千金翼方》中提出："山林深渊，固是佳境，背山临水，气候高爽，土地良沃，泉水清美……"历代养生家多提倡远足郊游，而道家、佛家的庵、观、寺、庙，也多建立在环山抱水、风景优美之处，以得山水之清气，修身养性。

适应四时气候以养生，顺四时、适寒暑以养生，古籍中论述颇多。如在《灵枢·本神篇》就提出，"智者之养生也，必须四时而适寒暑……长生久视"。顺应了就可以预防和减少疾病。因此，外出旅游要考虑到季节，春季天地气清，万物皆荣，春芽初萌，自然生发之气始生，逢春季应适应自然之生机，踏青旅游便是一项有益的活动。夏季天气炎热，暑热之气难耐，外出旅游应去海滨、森林、山区等地，可避暑养气，如傍晚时分，漫步海滨或泛舟江湖，观赏荷花，使人顿感凉爽。秋高气爽的季节，是旅游的最佳季节，无论登山临水，还是野营森林浴，均为最使人惬意的黄金季节。冬季不宜远游，但可近处踏雪，观冰山玉树，看满天飞絮，亦有情趣。

古人利用大自然，如深山密林、江河湖海、山区风景地建庙筑宫，早已证明了地理环境与长寿的关系。山区气候凉爽，海边、瀑布、森林等地空气清新舒畅，负离子含量最多，对人的健康非常有利。这些自然条件能增强机体的抵抗力，促进新陈代谢，使人心情舒畅，既可防止疾病，保持身体健康，又能对某些疾病起到良好的康复治疗作用。

古代医学家在长期的实践中,利用日光治病防病积累了不少的经验。《内经》中已有"必待日光"、"勿厌于日"的论述。山区、海边空气清新,日光充足,是实施空气浴的良好场所。日光浴能显著增进糖尿病、高血压、肥胖病等疾病的疗效,还能促进儿童机体对维生素 D 及钙、磷的吸收利用,能防止佝偻病。

在远足跋山涉水之中,游者不仅观赏了大自然的奇妙风景,同时也活动身体的筋骨关节,锻炼了旅游者的体魄,使人气血流通,利关节而养筋骨,畅神志而益五脏。跋山涉水也锻炼称为人体"第二心脏"的脚掌,运动脚趾也像运动手指一样,有助于大脑健康。

(二)养生作用

景观对于促进人们身体健康具有非常重要的作用,因为景观通过人们的感官,对大脑皮质和心理状态起到良好的调节作用,从而改善人体各组织器官的功能。

1. 视觉效应　旅游者在整个旅游的过程中所涉及的景象都可能成为信息的来源。这些景观信息主要通过人们的视觉器官进入人们的大脑,其次通过听觉、嗅觉、触觉、味觉等感官进入大脑。再经过中枢神经对各种景观信息进行鉴别、判断、综合、加工,即思维过程,形成形象和概念,对人的感情和思想产生影响,从而达到景观的审美效果。其过程为外界刺激→感官→情绪变化→分析判断→联想→思维→概念→理性认识的行为。但是,不同性质的景观资源所产生的作用强度在阶段上有所不同。一般偏于视觉、听觉的自然风光,消遣娱乐的景观项目,主要在于运作程序的前半程,即外界刺激→感官→

情绪变化,其余则相对较弱;而那些思想情感性较强的文化艺术、社会现象等,则贯穿整个思维过程,并且着重于后半过程的效果,对人的理性认识和行为的影响更为明显。

人类在长期接受外来的信息刺激过程中,各种感官之间经常会互相合作,产生一定程度的联系,故在相当多的情况下,虽然某信息只是通过某一感官接受到的,但其他感官也会有所反应。这种现象在视觉与听觉之间最易发生。例如,"此时无声胜有声"、"举头互看不是画,低耳静听疑有声"等,都说明视觉器官引起了听觉器官的连带反应。听觉和视觉同样是人的感觉器官,可以引起丰富的联想。声音悦耳与形象色彩悦目一样给人以美的享受,故常云"悦人耳目"。景观视觉的结果是最终使外界刺激引起人的情感的激动和思想的变化,从而达到精神的"净化"。故景观视觉的过程是客观外在世界与主观内在世界的统一过程。"观山则情满于山,观海则情满于海"。因而,人们在景观旅游中,应充分调动主观能动性,努力追求视觉美。

心理学家和医学家都证明,不同的色彩对人能发挥不同的生理作用。色彩最能影响人的情感,而且不同的色泽会使人产生不同的感情和生理变化。有的颜色对人的健康能产生有益的生理反应,可使人精神愉快,促进健康;反之,则成不良刺激,有损健康。蓝、绿、紫色为冷色。蓝色使人感觉宁静、典雅,可以消除精神紧张,促使收缩期血压下降,如风平浪静的蓝色海洋使人感到宁静和满足,使人血压平稳。人在绿色的环境中可产生轻松、愉快、安逸的感觉,皮肤温度可下降1℃~2℃,呼吸变缓,心率每分钟减少 4~8 次,使心脏负担减轻,精神放松。例如,绿色的森林使人感到安详、快乐,并能保护视力,利于养目。紫色能使人沉着、镇静,有催眠和缓解抽搐的作用。青色给人舒适柔和的感觉,可以解除精神紧张和视觉疲劳,调节和改善机体功能。橙、红、黄色为暖色,使人感到温暖、活泼、开朗,激发朝气。黄色的花卉可使脉搏过快过慢的患者渐趋平衡,并能增进食欲。红色使人兴奋,脉搏加快,血压上升。白色是一种纯洁的色泽,有神圣、清爽之感觉。适当的色调环境可以陶冶人的性情,浅淡柔和的色调给人以宁静、和谐、舒适、亲切的感觉,对人的情绪影响不大,可促进患病机体的康复。

景观因子通过视觉作用于人体时,对人体内外感受器产生刺激作用,通过神经反射和体液调节,引起机体某些生物物理和生物化学的改变,从而达到增强体质,提高机体抵抗力的目的。色调能影响人的心理和生理过程已为医学家所公认,色调对人们确实有医疗作用,必须加以重视和利用。

2. 心理效应 近年在心理学、精神生物学和生物-心理-社会医学模式的影响下,证明景观对人体的精神、情绪、心理有重要的影响。据调查,在工业化国家有四分之一的人可能在就业期间,由于工作单调、枯燥、紧张而患精神病、精神错乱。这些人通过旅游景观的调节,可以得到自我放松,消除紧张状态。

景观因素的心理效应是针对部分人们的焦虑、烦躁、忧伤、苦闷的心理状态所采取的治疗措施。这种效应有利于陶冶情操,开阔胸怀,修身养性,消除烦恼,使负性情绪转向乐观、愉快、积极的状态。景观因素也是一种有效的心理疗法。

人工的景观也具有同样的心理效应。幽静的园林艺术、假山花坛、亭台水池、林荫曲径均能给人以美的享受,令人赏心悦目。伟大的建筑、优美的造型,无不给人以舒适、轻松、愉快的感觉。人工景观早已被证明是非常有效的心理治疗手段。

现代医学证明,优美的自然景观可对人们的高级神经活动,特别是对调节大脑皮质的功能发挥有益的作用,对人们的精神情绪和心理状态有非常重要的调节和保健作用。在此基础上,可引起自主神经和内分泌系统的功能变化,进而改善其他器官以至整个机体功能,提高机体的代谢功能、免疫功能和环境适应能力,达到消除紧张情绪和疲劳、增强体质和提高工作效率的目的。优美的景观可使大脑皮质建立一个新的、良性兴奋灶,以转移和消除精神紧张及心理矛盾,使心情愉快,情绪稳定,精力充沛,食欲增加,睡眠改善,起到祛病强身的作用。

3. 景观的生理效应 人类一时一刻不能脱离外界环境,其健康和疾病都与外界环境有着千丝万缕的联系。人体作为有机整体与外界环境进行物质、能量和信息的交流。人体从自然环境中获得阳光、空气、水和食物进行新陈代谢,通过感觉器官接受各种信息,这就是生理效应。

人在湖边、森林中散步,洗温泉、海水浴、采蘑菇之后,尿液中的儿茶酚胺一类的物质,如去甲肾上腺素等分泌得更多,被称作"快感荷尔蒙"的 β 内啡肽含量增加;淋巴细胞功能更趋活跃,免疫功能明显增强。人的中枢神经系统作为自动控制系统,通过神经-体液系统对外界环境的各种刺激产生反应,以反馈和负反馈方式调动机体的各种功能作出相应的生理或心理的变化,以适应外界环境的各种变化而保持健康,维持生命。

4. 景观的治疗作用 人们越来越深刻地认识到,景观本身就是调节机体代谢的一种形式。据疾病调查证实,人在发怒以及过分紧张时就会引起内源性儿茶酚胺增高,进而导致高血压、高血脂、动脉壁内皮细胞损伤、血小板聚集等。这些因素可以引起冠心病的发生或加重其病情。良好的精神心理因素能促进吞噬细胞的吞噬功能增强,抗体及干扰素生成增加,免疫识别功能增强。也就是说,良好的精神心理因素可以治疗和预防疾病;相反,负性情绪反应可以损害机体健康而导致疾病。这就是精神心理因素对人体健康与疾病的两重不同影响,称为精神因素的"双向效应"。美丽的景观可以陶冶人的性情,使激动的心情趋于平静、愉快和乐观,有利于增强体质和病体康复。这是因为美丽的景观能消除或减弱神经系统的过度兴奋和不良刺激,如植物的绿叶对人的心情有镇静作用,海洋有消除工作压力的作用。景观对人的听觉、视觉、嗅觉能起到良好的作用,使中枢神经放松,并通过中枢神经对人的全身起到调节作用。观赏大自然的景色,会很快消除疲劳,心旷神怡、精神倍增,身心愉快。其保健作用的机制虽然尚不清楚,但脑电波、脉搏的变化已清楚地显示了它有降低血压、镇定情绪的作用。精神因素对机体的作用是双向性的,在不良情绪时可以导致机体代谢调节功能紊乱,促使机体的器官或组织出现病变。另一方面,精神因素有巨大调整机体代谢的能力,凡能使人的精神状态处于平静、放松的措施都可使代谢功能逐步恢复正常,使疾病得到康复。

现代地理医学研究提示,山地、海洋、森林、气象等因素对人体的作用是通过人体的感觉器官、皮肤和呼吸道粘膜的感受器接受,通过自主神经、下丘脑、垂体的途径而发生一系列神经-体液变化的。一般认为,海拔1 500米以上的山地气候才会对人体生理产生明显影响。大气压低使人体内氧化过程加强,代谢率增高,耗能增多,其结果是对能量储存过多的代谢性疾病有康复治疗价值(如肥胖、糖尿病等)。太阳辐射强,能促进维生素D_2合成,使血清钙、镁含量上升,对老年人骨质疏松有一定的康复保健作用。日光浴可提高机体免疫球蛋白G

(IgG)的含量,增强人体的免疫功能。

七、旅游与人体免疫的关系

免疫是指机体识别和消除抗原物质,维护机体内外环境相对稳定所发生的一系列反应过程。

医学研究表明,人体许多疾病的发生与免疫系统的功能失调有关,如感染、肿瘤、糖尿病、慢性肝肾疾患等。而人体正常免疫功能的维持需要多种因素的共同参与,其中免疫影响因素至关重要,应当引起重视。它包括人体自身的和外在的各种因素。

很早人们就发现,终日郁郁寡欢或者处在惊恐、焦虑、悲伤等负性情绪中的人,患病甚至患癌的机会便会大增;相反,乐观豁达的人,往往会健康长寿。这是由于人们处在积极的心态下,机体的免疫细胞功能最为活跃,其中有一种称之为"杀伤者"的淋巴细胞,能够发挥强大的抗癌功能。

适当运动可延缓胸腺等免疫器官的衰老,活化机体的免疫功能。研究表明,人体在运动状态下,免疫性淋巴细胞更为活跃,干扰素分泌增多,氧自由基生成减少,这些均有利于免疫系统发挥强大的抗病作用。此外,运动还会调节人们的心情。有氧运动对老年人尤为合适,如散步、打太极拳、骑车、游泳等。

自然因素对人体免疫功能的影响,主要是人们在海滨、山地、湖泊、草原、森林等风景地旅游时,通过日光、空气、矿泉、海水、植物、温度等生理作用因子对机体的作用,改变机体的营养功能和调节功能,增强机体的适应能力和免疫能力。

科学家研究发现,旅游中对园林中的亭台楼阁、假山喷泉、花草树木、拱桥平湖等各个不同部分的美丽影像,综合反映在人的大脑中,就产生"优美的园林"这样一个具体的形象。从而使人感到心情愉快,使机体分泌有益的激素、酶和乙酰胆碱。这些活性物质能把血液的流量、神经细胞的兴奋性以及体内脏器的代谢活动调节到最佳状态,并可增强免疫系统的功能。

氧气是人体不可缺少的元素之一,也是人体免疫系统各个器官发育、成长、壮大和发挥免疫作用必要的物质条件之一。组织所需的氧是通过血液红细胞中的血红蛋白运输至全身。免疫系统各组织器官及免疫细胞因释放免疫效应分子也需要氧。适当进行空气浴能使机体获得大量的新鲜空气和氧气,可增强呼吸系统、心血管系统的功能,提高血氧含量,能有效的加强机体的免疫功能。

海洋景观是海滨地区独特而重要的自然疗养因子之一。旅游者在接受日光浴和空气浴同时,也在接受海洋景观疗养。海洋景观那美不胜收的景色,使人精神振奋。同时,景观通过人们的感官,对大脑皮质和心理状态起到良好的调节作用,从而改善人体各组织器官的功能,并通过传入神经系统,刺激中枢神经及各免疫器官产生免疫效应分子,使机体免疫功能得到增强。

海滨空气中富含负离子,在适合游泳的季节,能增强皮肤粘膜的屏障防御能力,可刺激造血功能,使血液有形成分增高,增强单核吞噬细胞系统的活性和红细胞的免疫功能。

日光浴是海滨区利用负离子、臭氧、日光中辐射的可见光线、红外线、紫外线等综合作用的自然疗养因子对机体不同部位进行照射,以提高机体整体的免疫系统。人们可以充分利用其自然疗养因子的生物学特征,进行疗养,促进和增强机体的免疫功能。

海洋食品具有丰富的营养,无论是直接食用还是经过提纯制成药品,都容易被机体吸收,并能有效地促进免疫细胞和免疫效应分子的产生,从而提高机体非特异性和特异性免疫力。

自然景观作为刺激神经兴奋系统和内分泌系统的信号,能通过神经系统-内分泌系统-免疫系统线路,促进机体的免疫防护功能。机体免疫系统反应是在中枢神经系统调节下,丘脑、皮质激素和免疫源等多种组织参与的复杂的生理过程。精神愉快能使神经兴奋,导致各种免疫功能的提高,增强机体的抗病能力。

自然景观幽静的环境对免疫功能有调节作用。风景地空气清新,洁净湿润,环境幽静,远离"三废"污染和噪声,有利于调节机体大脑皮质和心理状态。在观赏景观的过程中,大脑皮质出现新的兴奋灶,有利于消除精神紧张情绪,可使人的心情愉快,精力充沛,食欲增加,营养得到改善,从而使机体各系统和免疫功能都得到加强和提高。

自然景观这种保健疗养因子,是大自然赋予人类的天然抗疾病免疫增强剂,其作用是任何一种药物都无法替代的。

第二章　气象、气候景观与养生

　　气候条件本身是一种重要的旅游资源。许多国家和地区都充分利用优越的气候资源发展旅游业。

　　我国疆域广大，南北跨 49 个纬度，西部距海有 4 000 公里～5 000 公里之遥，地势上高差达 9 000 多米，因此造成我国气候类型复杂多样。按纬度位置，从南到北大致可分为赤道带、热带、亚热带、暖温带、温带和寒温带六个热量带；按水分条件，全国自东南向西北可分为湿润、半湿润、半干旱和干旱四个类型。此外山区垂直气候差异也很明显。决定我国气候基本格局的是大陆性季风气候。以上气候特点构成了我国丰富的气候旅游资源。

一、气象、气候与自然景观

　　气象、气候旅游资源是通过风、云、雨、雪、霜、雾、雷、电、光等，形成千变万化的自然景观，来满足人们正常的生理需求和特殊的心理需求的气象景观和气候条件。自然山水景观给人的美感主要以固定的实体形式存在，而大气景观则飘浮不定、丰富多彩、变化万千。一日内的冷、暖、阴、晴、云、雾变幻莫测，飘浮不定。其形态和明暗变化都给人不同的美感享受，如宝光、蜃景、日出、霞光等都是转瞬即逝。大气是构景因素中最活跃、最富于变化的因素，常常形成宇宙奇观，如沧海日、赤城霞、峨嵋雪、巫峡云、洞庭月、彭蠡烟、潇湘雨、广陵涛、庐山瀑等。这些天气景观与天气变化、气象因素及区域地形有密切关系。高山和海边观日出,气势磅礴,绚丽美观。岱顶观日出为泰山四大自然景观之一。著名的夕阳景点有临潼"骊山晚照"、承德"棒槌夕照"、燕京"金台夕照"。黄山云海历来闻名遐迩,庐山云雾也颇动人,瞬息万变,时隐时现。海市蜃楼和佛光都是因光线折射而产生的神奇景观,特别是海市蜃楼,变无定时,既虚无又实在,既清晰又缥缈,并伴有祥光彩云,一般在沿海或沙漠地区出现,构成一幅幅美丽的画卷。

在全国大部分地区,秋季都是最好的旅游季节,因为秋天大气层结构稳定,秋高气爽,被称为黄金季节,即使在西北干旱地区或青藏高原也是如此。我国许多风景游览地,因与气候、天气变化融合在一起而组成独特的自然景观,耐人寻味。如香山红叶、洛阳牡丹、断桥残雪、三潭映月、骊山晚照等,都有特定的观赏季节、时间和方位。利用气候条件开发体育运动的旅游活动项目愈来愈多,其中特别突出的是利用冰雪资源,如开展山地滑雪、冰橇、冰帆以及冰雕等活动。有些景观借助气象、气候为背景,美感效果更完美。

云、雾、雨奇景历来就是极具吸引力的胜景,给人以遐思和美的感受。淡云、薄雾、细雨好似奇妙的轻纱,赋予大自然一种朦胧美。透过云、雾、细雨观看风景时,其中景物若隐若现,模模糊糊,虚虚实实,令人捉摸不定,于是产生恍入仙境般的虚幻、神秘,让人思绪绵绵。神女峰的"神女",在三峡雾的飘流中,时隐时现,更富神采。雨丝也能唤起人们多种情感遐想,细雨蒙蒙使山、石、林木、小桥若隐若现,别具一番朦胧的意境美。赞美雨景的佳句如:"雨中看山也莫嫌,只缘山色雨中添","水光潋滟晴方好,山色空蒙雨亦奇","雨丝风片,烟波画船"。

江南,细雨常常如丝呈烟雾状态,配合以山林小景,小桥流水,其意境耐人寻味。其次,雨滴声声,"雨打芭蕉","雨滴残荷",更增添了一份宁静和韵律美。峨嵋"洪椿晓雨",羊城"双桥烟雨",河南鸡公山"云头观雨",济南"鹊华烟雨",贵州毕节"南山雨雾"等都是雨景、佳景的重要景观。

雾凇又称"树挂",是雾气在低于 0℃时在附着物上的结晶体。我国最著名的雾凇景观多发于吉林市松花江的滨江两岸,白色、不透明的小冰粒集聚包裹在附着物的外围,呈絮状,在江堤林带和江湾行道树枝上结成洁白、晶莹的雾凇奇观,每年出现 60 余天,以中国四大自然奇观之一而享誉海内外。雾凇与冰雪不同,其美感不表现为覆盖地物的宏观造型,而是保持一切原有附着物形态的造型。因此,形态更加婀娜多姿,特别是垂挂在河边的垂柳上的雾凇奇观,风姿绰约,浪漫无限。

吉林雾凇与桂林山水、云南石林、长江三峡并称为我国四大自然奇观。在每年的 1 月下旬,吉林都要举办盛大的雾凇冰雪节。冰雪节时,著名的十里长堤,银柳闪烁,白雪皑皑,加上像玉菊怒放的苍松,犹如"千树万树梨花开",晶莹夺目。在蜿蜒如带的碧绿江水衬托下,又好似水晶之宫、琉璃世界,绚丽夺目、千姿百态,是绝佳的天然艺术世界。在这儿领略众多雪乡民俗和满族风情,以及长白山的壮观景色,可充分体会到冬季冰雪之旅的神奇、神秘、神韵。

雨凇是由过冷雨滴或毛毛雨降落到摄氏零度以下的地物上迅速冻结而成的均匀而透明的冰层。峨嵋山、九华山都是雨凇多发地。庐山的雨凇也很出奇,到冬季风和日暖时,这里遍山的常绿松柏、竹杉就覆上银装,人们称它为"玻璃世界"。

冰、雪奇景是寒冷季节或高寒气候区才能见到的气象景观,具有极高的观赏价值,是以纯洁的白色构成的奇妙景观,造型生动，婀娜多姿，给人磁石般的吸引力；特别是当冰雪与绿树交相辉映时，景观更为诱人。"窗含西岭千秋雪，门泊东吴万里船"是雪的远景；"孤舟蓑笠翁，独钓寒江雪"是雪的近景。我国川西海螺沟、东北的林海雪原等都是冰雪的著名观赏地。还有黄山雪景，燕山八景之一的"西山晴雪"，九华山的"平风积雪"，西湖的"断桥残雪"等，都是由雪景构成的著名景观。

冰雪在适当地形条件的配合下，是开展冬季"白色旅游"的重要旅游资源。滑雪也是规模最大的户外体育运动，黑龙江亚布力滑雪场是我国最大的、符合国际比赛标准的滑雪场。利用冰雪还可以开辟冰上娱乐活动，如驾乘冰帆、原野滑雪、高山跳台、雪上飞碟、雪橇、冰上摩托、滑冰、打冰球等。

冰雪还可引发人们的丰富艺术想象，如开展冰雕、雪雕等，欣赏精巧脱俗的冰的艺术品。雪乡雪韵在朔风怒号的寒冬，也并不是你想象的那般萧条。

隆冬季节的哈尔滨，银装素裹，一年一度的冰灯游园会把你带到一个童话般的幻景之中。在此，宏伟的冰建筑，精巧的冰雕塑，别致的冰凌花，壮观的冰挂和古朴的冰灯罩，组成高低错落、疏密有致的风景区。其美、其特，真可谓是"此景只应天上有，人间难得几回闻"。

如果说游北方雪景给人以雄奇壮美的感觉，那么南方的雪景则以神奇玲珑见长。浙江杭州的"断桥残雪"久负盛名，每当冬末初春，积雪未消，春水初生，拱桥倒映，格外迷人，为西湖十景之一。隆冬时节，在此踏雪寻梅，领略那缥缈浮动的幽香、疏影横斜的风韵，赏梅历来是一种高雅的游乐。

佛光和蜃景均是大气中光的折射现象构成的奇幻景观。佛光出现的原理与雨后天空上的彩虹相同，是太阳光通过雾区时，雾中的小水滴对光线的折射和衍射作用而产生的大气光学现象。发生的条件是空气潮湿、薄雾弥漫的清晨和黄昏，天空中晴朗无风，阳光、云层和人体(或物体)三者同处于倾斜45度的一条直线上。当人背向太阳站定时，在太阳相对方向的云屏雾墙上，出现围绕人影的四周呈现一圈圈七彩缤纷的光环，这就是"佛光"，又称"宝光"。佛光出现的次数、光环美丽的程度因雾气的多少，空气湿度的大小而不同。峨嵋山佛光现象出现的次数最多，色彩也最鲜艳，令人产生修身成佛之感。其次是泰山，一年中出现七八次佛光。

蜃景是在平静、无风的海面上，突然出现耸立的高大的楼房和雄伟的城郭，栩栩如生，就像近在咫尺。这种大自然的幻景又称"海市蜃楼"，也是大气中由于光线的折射而形成的又一种气象景观。若底层空气密度大，幻景位于实际景物上方的蜃景，称为上现蜃景，即远处的景物影像呈倒像，犹如空中楼阁，倒立于地面；反之，则是下现蜃楼，即远处的景物影像呈正像，直立于空中。此外，还有侧现或更复杂的蜃景。蜃景随空气流动和空气密度而变化，更增添了奇幻的色彩。我国山东蓬莱及沙漠地区常现蜃景。

日出、日落的景观是美妙的，因此观赏日出、日落的壮丽景观是人们旅游活动中极为动人的一个项目。泰山、黄山、庐山、华山、峨嵋山等地都是观赏日出、日落的佳处。以日出、日落景观命名的著名风景胜地，有泰山的"旭日东升"，羊城的"红陵旭日"，九华山的"天台晓日"，西湖的"雷锋夕照"等。

二、气象与人体健康的关系

在中国古代医学实践中，基于"天人相应"的理论，早就有了生理、病理、药理和气象关系的记载。如《内经》中有"阴阳四时者,万物之始终也,逆之则灾害生,从之则苛疾不起,是谓得道","治病不本四时,不知日月,不审逆从……故病未已,新病复起"。说明了人们只有按四时的变化作出相应的调节才能保持健康。又《素问·五常政大论》亦有"地有高下,气有温凉,高者气寒,下者气热","西北之气散而寒之,东南之气收而温之,所谓同病异治也"。这些论述说明了治病要因地因时而异。

公元前400年,古希腊也有疾病和天气关系的记载。到了19世纪中叶,出现有关气象和疾病关系的研究专著。到了20世纪30年代,逐步展开气象要素、天气系统和天气气候变化与疾病关系的研究。1956年成立的国际生物气象学会就包括医疗气象。

人生活在大气中,无时不受天气变化的影响,气象要素对人体的影响是通过皮肤、呼吸系统、感觉器官等实现的。人体不同部位的感受器可接受不同的气象要素刺激,皮肤和粘膜主要接受气温、湿度、雨、风、大气酸度、太阳辐射、雾等刺激;呼吸系统主要接受气温、湿度、风、气压、气溶胶、大气电及大气中一切化学物质的刺激;感觉器官包括眼、鼻、耳,可接受光线(如可见光)、气压、雾、大气电、气味等刺激。

皮肤是人体直接与外界环境接触的部位,它经常受到太阳的热辐射、紫外线辐射等外界因素的影响。皮肤可以感受热辐射即红外线辐射,实质上就是感受冷暖变化。当皮肤感受到大气的冷暖变化后,就会使人体的体液平衡发生一定变化,以适应外界刺激对机体的影响,肝功能和胃肠对食物的消化吸收等功能也会发生相应变化。例如在盛夏季节,人们常会胃口不好,出现食欲下降、食量减少等现象。紫外线辐射是太阳的另一种光辐射,经阳光长久照射人的皮肤颜色变深,就是紫外线的作用。适当的日光浴,对健康有利,特别是对预防婴幼儿软骨病和佝偻病有良效。但是,如果紫外线辐射过强或照射时间过长,紫外线会穿透皮肤,损伤体内组织,引起灼伤、晒斑甚至皮肤癌。近年来,国内外一些气象部门已开始尝试做紫外线强度的预报,为人们的户外活动提供指导。

当天气剧烈变化时,人的呼吸道就会受到影响。当有冷空气入侵,气温剧降时,为了减少机体热能的散失,呼吸道毛细血管就会收缩,但毛细血管的收缩会降低局部血液循环的速度,使人体抵抗力减弱,病菌就会乘虚而入,很容易引起病毒感染。天气突然变冷时,常发生流行性感冒就是这个道理。

影响人类健康的气象因素,如气温、气湿、气流、气压等,可通过机体的神经系统和皮肤、肺脏、感觉器官等在人体内引起一系列反应。

(一)影响健康的气象因素

1. 气候　一个地区的气候特征是该地各种气象要素多年情况的综合表现。综合一地的主要气象要素值,如阳光辐射率、气温、湿度、气压、风速及降水总量和盛行风向的平均值、最高值、最低值等,便可说明该地区的气候特征。气候的形成是太阳辐射、大气环流、地表面性质等主要因素长期相互作用的结果。气候是生物生存所依赖的最根本的条件,也是自然疗养因子之一。了解和掌握气候的规律和特点,对防病、治病,特别是对老年病的康复有重要的意义。

2. 气温　气温就是空气的温度。由于一年四季地表日照时间长短不一,气温呈周期性变化。由于四季温度变化是逐渐发生的,人体也随之产生适应性变化,所以对人体的影响不大。但当突然遇到极端气候变化时,人体就会产生不良反应。因为机体的调节功能有一定限度,外界的变化超过了这个限度,可以产生诸如冻伤、中暑等不良后果,尤以老年人和幼儿较为敏感。因此,夏季外出旅游应有防暑措施;冬季外出旅游则应注意保暖,以免冻伤。

当寒潮到来,冷空气的刺激可引起组织营养障碍,造成抵抗力降低,使人易发生上呼吸道感染、肌纤维织炎、腰肌痛、关节炎、肺炎等病症。寒冷也是诱发心绞痛的一个重要因素,寒冬季节心肌梗死、肺气肿和关节病的发病高于其他季节。气温的变化对传染病的发生、传播、流行等环节也有一定的影响。由于病原微生物和一些传染病的媒介、宿主生物的生存繁殖与气温有密切关系,故造成了各种传染病发生、流行的特有规律。所以,外出旅游应掌握气温变化,加强预防措施。

3. 湿度 湿度是指空气中所含水分的多少。空气中的水分主要来自露天水面、潮湿土壤和植物表面水分的蒸发,常用绝对湿度、最大湿度(饱和湿度)、相对湿度等指标表示。地区不同,空气湿度可以有较大的差异。海面空气相对湿度可达80%;沙漠地带只有 5%～10%;树林和绿化地带由于植物的水分蒸发,相对湿度及绝对湿度都比一般空地高。一般来说,机体最适宜的湿度是当气温在 15℃～20℃时,相对湿度45%～55%。空气湿度过低可使皮肤粘膜发干或脱屑,血液循环量减少。在高温季节空气潮湿时,对呼吸道疾病,如肺炎、支气管炎以及肺部其他疾病有一定的好处,可加速恢复健康,对神经官能症及代谢紊乱的患者也有一定益处。在低温时,空气潮湿加强了对热的传导作用,使体热大量丧失。故在低温潮湿的情况下,机体更易受寒冷的损害,容易发生支气管炎及风湿病。潮湿环境对结核病、肾脏病、风湿性关节炎、慢性腰腿痛等有不良作用。在热环境中空气相对湿度大时,有碍于机体蒸发散热,出现体温的调节障碍,易发生中暑。

4. 风　风即空气的流动。空气流动的方向可以是水平的，也可以是垂直的。呈水平方向流动的称为风，通常以"风速"、"风向"来表示气流的状态。风速以米/秒表示，风的大小以蒲氏风级表示。风向以东、西、南、北、东南、西南、东北、西北八个方位来表示。低温、潮湿的气流，能使人体热能的散发加大加快，机体易受凉发生上呼吸道感染。风对神经、精神活动有明显的影响，温和的风能使人精神焕发，轻松舒适；持续强烈的风，可以引起神经、精神的过度紧张；热风使人抑郁不适；寒风迎面，可导致心绞痛的发作。

5. 气压　包围在地球表面的大气层，以其本身的重量对地球表面产生压力称作大气压，简称气压。常以北纬 45 度的海面上，空气温度为 0℃ 时，相当于 101.08 千帕（760 毫米汞柱）的大气压力称做标准大气压，即每平方厘米上有 1.033 千帕的压力。气压的大小取决于空气的密度和地势的高低。由于空气的密度和大气层的厚度随地势升高而降低，因此气压也随地势升高而降低。一般地势上升 10.5 米，气压下降 0.133 千帕（1 毫米汞柱）。气压也受地面温度的影响，地面温度增高时，附近空气密度减小而气压下降；反之，则气压上升。通常情况下，气压日变化不超过 0.0665～0.133 千帕（0.5～1 毫米汞柱），一年各季节间气压变动范围不超过 2.66～3.99 千帕（20～30 毫米汞柱）。气压的微小变化对于正常人无不良影响，但对特别敏感的人或患有风湿痛、关节炎、结核病、痛风等病的人，可使病情加重。创伤或手术瘢痕患者，阴雨天气有疼痛等反应。这些反应不仅是气压减低所致，可能是各种气象因素的综合作用造成的。进入高原山区，气压明显降低时，可发生高山病。但在一定范围内的低气压环境下（如 2 000 米内的高山疗养地），反而对某些疾病，如贫血、支气管哮喘等有治疗作用。

（二）气候疗法

气候疗法指利用海滨、山区、平原、森林、温泉等地区独特的气候条件，对某些疾病进行治疗。如海滨地区温差小，空气清新，富有氧、盐和碘；山区由于海拔高，紫外线效应增强；又如山林、瀑布和海浪拍击，能使空气中负离子含量增加，吸入这样的空气，可以调节中枢神经系统的兴奋和抑制状态，改善大脑皮质的功能，促进机体的新陈代谢，加速组织的氧化还原和增强机体的免疫力等。

气象要素可通过自主神经-下丘脑-垂体的途径使人体产生生理或病理变化。而山地、森林、海洋、江湖、草原、沙漠、洞穴等小气候环境，对人体的生理、病理影响不同。最早的气候疗法就是海滨疗法。远在古希腊、古罗马时代，不少疾病还没有治疗的办法，一些患病的贵族常被送往海滨疗养。海滨气候日照充足，空气中负离子的含量较多，空气清新、湿润，柔和的海风十分宜人。海水中含有大量盐分，可杀菌消毒，改善皮肤血液循环，所以海水浴对过敏性皮炎、体癣、湿疹、痱子等皮肤病患者有一定疗效。海滨过敏原少，过敏性鼻炎患者在海滨可减少发作。海滨空气中的气雾含有氯化钠及碘，可使慢性鼻炎和慢性咽喉炎患者的症状得以改善。宽阔的海面、奔涌的波浪、清新的海风及海鸥的鸣啼，会使人心旷神怡，缓解由于紧张而造成的神经过敏、消化不良、失眠、疲劳等症。此外，糖尿病、心脏病患者都可以接受海滨疗法。

自然环境的气候对人体可发挥有益的健身作用，科学利用气候的有益作用，定期到海滨、山地、森林、草原旅游或到江河湖畔休息，对身体健康是十分必要的、有益的。

（三）气象过敏症

人与自然是一个动态变化着的整体,人体的生物节律就是为了适应环境。当旅游者遇到天气变化或到具有不同特征的另一个小气候环境时,就会产生对天气变化或新环境的适应。如生理功能调节无效或气象变化超过了人的适应能力,就会导致人体的不舒服,现代医疗气象学把这种现象称为"气象过敏症"。据调查,有30％的人对天气变化有过敏现象,其中年龄在13～24岁者,占24％;21～50岁者,占33％;51～60岁者,占50％。气象过敏者中,女性占总数的75％。专家们还发现,即使对气象不敏感者,当天气变化时,也会出现各种不适症状,如注意力不集中、记忆力减退、困顿乏力、烦躁、激动、焦虑、抑郁、头痛或偏头痛、呕吐、失眠、出汗、面部潮热、抽搐、战栗、工作效率低、食欲减退、腹泻、尿频、心悸、呼吸困难、瘢痕痛、风湿痛等。

据世界卫生组织新近的调查,近年来世界各地天气过敏症患者日益增多。天气变化对呼吸、血液循环、消化、代谢等机体功能都有影响,所以现代医疗气象学把天气看成是影响生命的主要因素。

出现天气过敏症的根本原因,是人体对天气变化的适应性不强,与个人的应激能力有关。根据每个人的适应能力不同,适应的时间有长有短,要跨过这个过程是不可能的。适应过程是当天气突变时,在冷暖干湿、风雷雨雪等刺激下,通过人的皮肤感受器传给下丘脑,下丘脑则支配脑垂体去调节内分泌功能,以保持体能平衡。这个适应过程时间不足时,就会导致气象过敏症。

气象过敏症一般不需要治疗,症状严重者可进行对症处理。气象过敏症是可以预防的,如通过锻炼增强体质,提高适应能力;旅游中注意医疗气象预报,在得知天气将有剧烈变化前早做防护或服药等。

(四)气　象　病

气象病是指与气象变化有关的疾病。冬季,随着寒潮的侵入,冷空气活动频繁,这时一些疾病的发病率和死亡率出现高峰值。例如,通过医疗气象学的研究发现,有77％的心肌梗死患者、54％的冠心病患者,对天气变化的感受性很高,急性心肌梗死发病率最高。

气象环境因素引起的各种疾病大多具有季节性。天气陡然变化时,往往在几天内骤然增加许多感冒、哮喘、胃溃疡穿孔以及咯血的患者。医学科学研究已经证实,风湿性关节痛与天气有关,哮喘病多发生在阴冷干燥的寒冬季节,偏头痛大多出现在湿度偏高,气压陡降,风力较大之时。

精神分裂症、抑郁症和神经官能症的患者,常常对某一种天气特别敏感,当出现这种天气时,即可出现症状的恶化。例如,抑郁症患者对暖湿空气特别敏感,神经官能患者在天气骤变前会烦躁和失眠,精神分裂症患者随着季节变化有周期性行为紊乱,如骚动不安、攻击或暴怒等。观察发现,当气压突然下降,气温相对升高出现闷热天气时,能使这类患者出现不知所措、沮丧、抑郁,特别是患病的儿童会躁动、暴怒。

三、医疗气象预报

医疗气象预报是研究大气环境变化对人体影响规律的一门边缘学科。鉴于气象环境与健康的紧密关系,用气象观测资料结合疾病特征,来发布"健康天气预报",可提醒旅游者采取积极的预防措施。目前,我国的一些报刊、电台、电视台也开始了不定期地结合季节性变化,介绍有关季节性疾病防治的小常识,这对人们预防气象环境疾病起到了很好的作用。

通过医疗气象预报,使人类生活避开不良气象条件的影响,利用有利的气象条件来增强体质,预防疾病,提高人类健康水平。医疗气象学的研究范围很广,如气候与诱发人类疾病的关系,利用气候特点和人工气候室进行疗养和治病,城市和环境小气候对人体健康的关系,大气电磁场、空气电离、太阳黑子、紫外线、红外线、空气污染及生物病原体等对人体健康的影响,这些研究内容对旅游保健都有参考价值。

四、城市气候与健康

城市不仅是人类活动的中心,也是旅游观光的场所。在城市里,人口密集,工商业活动和交通运输频繁。城市工业生产、机动车辆排出的废气和居民生活的耗能,造成大量的温室气体形成"人为热",使城市比郊区增加了许多额外的热能。另外,在燃料燃烧的过程中排放"人为水气"、微尘和污染物至大气中。在人类活动影响下,通过城市下垫面和近地层大气的辐射、热力、水分、空气质量和空气动力学性质的改变,形成有别于郊区的城市气候,城市气候是一种特殊局部气候。城市居民长期生活在这种人工气候之中,对生活及身体健康影响很大。因此,长期居住在城市的居民,应定期到森林公园、山川、湖泊等生态环境中去旅游、休息,调节身体功能,以维护身体健康。

第三章　园林、花卉景观与养生

一、园林景观与养生

中国古典园林艺术是人类文明的重要遗产,具有悠久的历史,从有文字记载的殷周时期算起,至今中国园林已经有3000多年的历史。以东方文化精神的独特性和辉煌的艺术成就为全世界人瞩目。

中国园林是为旅游观赏、休憩娱乐、陶冶情操、读书养性等而建的,包括山、水、石、动植物与厅、堂、馆、榭、轩、楼、台、阁、亭、廊、路、桥等各种建筑物的综合建筑群。它融建筑、绘画、雕塑、书法、金石艺术于一体,达到完美的境界,故为中国文化四绝之一。

(一)园林的形成

我国最早见于史籍的园林形式是囿、苑、台。囿或苑是蓄养禽兽的场所。《诗经》毛苌注:"囿,所以域养禽兽也。"囿中草、木、鸟、兽自然滋生繁育,在囿中狩猎既是游乐活动,也是一种军事训练方式。囿中有自然景象、天然植被和鸟兽的活动,可以赏心悦目,使人得到美的享受。

秦始皇统一中国后,大兴营造宫室,规模宏伟壮丽。在这些宫室的营建活动中也有园林建设,如"引渭水为池,筑为蓬、瀛",在咸阳建上林苑。汉代,在囿的基础上发展出新的园林形式——苑,其中分布着宫室建筑。苑中养百兽,供帝王射猎取乐,保存了囿的传统。苑中有宫、有观,成为以建筑组群为主体的建筑宫苑。秦汉以来,在囿的基础上发展起来的、建有宫室的一种园林,又称宫苑。

隋炀帝杨广即位后,在东都洛阳大力营建宫殿苑囿。别苑中以西苑最著名,西苑的风格明显受到南北朝自然山水园的影响,采取了以湖、渠水系为主体,将宫苑建筑融于山水之中。这是中国园林从建筑宫苑演变到山水建筑宫苑的转折。

明、清是中国园林创作的高峰期。皇家园林创建以清代康熙、乾隆时期最为活跃。当时社会稳定、经济繁荣,给建造大规模写意自然园林提供了有利条件,如"圆明园"、"避暑山庄"、"畅春园"等。私家园林是以明代建造的江南园林为主要成就,如"沧浪亭"、"休园"、"拙政园"、"寄畅园"等。园林从游赏向可游、可居方面逐渐发展。大型园林不但效仿自然山水,而且还摹仿各地名胜于一园,形成园中有园、大园套小园的风格。自然风景是以山、水、地貌为基础,植被做装点。中国古典园林绝非简单地效仿这些构景要素,而是有意识地加以改造、调整、加工、提炼,从而展现出一个精练、概括、浓缩的自然园林景观。它既有"静观"又有"动观",从总体到局部包含着浓郁的诗情画意。这种空间组合形式多使用亭、榭等来陪衬,使风景与建筑巧妙地融合到一起。优秀园林作品虽然处处有建筑,却处处洋溢着大自然的盎然生机。明、清时期的园林正是以这一特点和创作手法的丰富而成为中国古典园林鼎盛时期。

到了清末,造园理论停滞不前,使园林创作由全盛到衰落。但中国园林的成就却达到了有史以来的巅峰,其造园手法已被西方国家所推崇和效仿,在西方国家掀起了一股中国园林热。中国园林艺术从东方到西方，直到被全世界所公认为园林之母，世界艺术之奇观。

（二）园林自然美景欣赏

园林艺术能够通过人的眼、耳、鼻、舌、身、脑等多种感官途径来感受，给人以多种感官上的审美享受。中国园林的"三境"就是顺应自然，即用"生境、画境和意境"来写意。生境就是自然美，园林的叠山理水要达到"虽由人作，宛如天开"的境界，模山范水，取局部之景而非缩小。画境就是艺术美，园林是主体的画，水明山秀，花美至雅，具有诗情画境。园林风景好像一幅画卷逐步展开在游人面前，风景点随着步移景异，一个画面接着一个画面，每个画面都有所变化，由内简外繁，步步引人入胜。因此，园林艺术是一门视觉艺术，人们通过游览观赏，首先能够得到视觉上的审美享受。在厅堂、亭榭、桥头、山巅处观赏点可看到风景点的近景、中景、远景，有的还可以看到侧景和全景。在行进中原来的近景消失了，中景变成近景，远景变成中景，于是风景便有了层次。意境即理想美，以构景设置一些风格独特、别具一格、小巧玲珑、精雕细刻的景物供人欣赏。命名景点，主要是用一词一语点出景物的特征和意境美，以增加风景的魅力和色彩。如"南天一柱"，点出桂林独秀峰拔地擎天的特征，显现出险峻的形象，为独秀峰增添吸引力。此外，还有以楹联、题额和花木等来表达意境的。园林又是一种听觉艺术，有瀑布的轰然雷鸣，溪泉的淙淙作响，小河潺潺，雨打芭蕉，风吹挂铃，蛙噪蝉鸣，树涛声声等，都能给人一种听觉上的审美感受。园林的"香境"是由香花植物产生各种芳香气味，如茉莉花的清香、兰花的幽香、桂花的甜香等。园林还具有多曲、多变、雅朴、空透等美景特点。

江南园林美景具有三个特点：

第一，叠石理水。江南水乡，以水景擅长，水石相映，构成园林主景。太湖产奇石，玲珑多姿，植立庭中，可供赏玩。如上海豫园玉玲珑，杭州植物园绉云峰，苏州瑞云峰均为奇石。明清两代，叠石名家辈出，对园林艺术贡献甚大。

第二，花木种类众多，布局有法。苏州园林堪称集植物之大成，且多奇花珍木，如拙政园中的山茶、明画家文徵明手植藤。清初扬州芍药甲天下，新种迭出，号称花瑞。江南园林按中国园林的传统，虽以自然为宗，绝非丛莽一片漫无章法。树高大乔木以荫蔽烈日，植古朴或秀丽树形、树姿以供欣赏，再辅以花、果、叶的颜色和香味等。江南多竹，品类亦繁，终年翠绿以为园林衬色，或多植蔓草、藤萝，以增加山林野趣。也有赏其声音的，如雨打荷叶、芭蕉、枝头鸟鸣、蝉鸣等。

第三，建筑风格淡雅、朴素。江南园林沿文人园林轨辙，以淡雅相尚，布局自由，建筑朴素，厅堂随意安排，结构不拘定式。其亭榭廊槛，宛转其间，一反宫殿、庙堂、住宅之拘泥对称，而以清新洒脱见称。这种文人园林风格，后来为衙署、寺庙、会馆、书院所附庭园，乃至皇家园囿所取法。清初营建在北京的三山五园和热河的避暑山庄，有意仿效江南园林意境，如清漪园（颐和园）的谐趣园仿寄畅园，圆明园的四宜书屋仿海宁安澜园；避暑山庄的小金山、烟雨楼都是以江南园林建筑为范本。

（三）园林的养生功能

园林的养生功能主要体现在"园艺疗法"。当人们从事园艺活动时，在绿色的环境中得到情绪的平复和精神的安慰，在清新的空气和浓郁的芳香中增添乐趣，可达到治病、养生和长寿的目的。实验证明,合理利用植物的多种颜色进行园艺治疗,是园艺疗法的重要内容。浅蓝色的花朵对高热的患者具有良好的镇静作用;紫色的鲜花可使孕妇心情愉快;红色的鲜花能使患者增加食欲;绿色的花叶被人眼摄入视觉后,能很快经中枢神经系统进行处理,使呼吸、脉搏的次数明显减少,血流的速度也会缓慢,紧张的神经也会得到松弛,听觉和思维活动的灵敏性则有所增强。为此,医学家们得出了以颜色来改善和调节人体生理功能的治疗方法。此外,馥郁的花香可使人祛病延年,保持生理健康。因为花的香味是一种无形的药物,可以治疗多种疾病。如天竺花的香味能产生镇静的作用,可治疗失眠症;紫苏、沉香、胡椒、肉豆蔻、肉桂等物质能起到醒脑、顺气、活血舒筋、散瘀消肿等作用。据专家测定,经常处在花木环绕的环境,可使人的皮肤温度降低 $1℃\sim2℃$,脉搏每分钟平均减少 $4\sim8$ 次,心脏负担减轻。花木丛中,绿色地带的空气负离子较多,对高血压、神经衰弱、心脏病、精神病的患者及老年人、残疾人,能起到良好的辅助治疗功效。

按照现代人的理解,园林不只是作为游憩之用,而且具有保护和改善环境的功能。植物可以吸收二氧化碳,释放出氧气,净化空气;植物能够在一定程度上吸收有害气体和吸附尘埃,减轻污染;植物可以调节空气的温度、湿度,改善小气候;植物还有减弱噪声和防风、防火等防护作用。当人们游憩在景色优美和安静的园林中,其心理上和精神上美的感受和愉快的心情,有助于消除长时间工作带来的紧张和疲乏,使脑力、体力得到恢复。园林中的文化、游乐、体育、科普教育等活动,更可以丰富知识和充实精神生活,是一种美好的享受。

（四）我国的名园简介

1. 颐和园　颐和园原名清漪园,始建于清乾隆十五年(公元1750年),历时15年竣工。园林区以万寿山、昆明湖为主体。万寿山东西长约1000米,高60米,昆明湖水面约占全园面积的78%,湖的西北端绕过万寿山西麓连接于北麓的"后湖",构成山环水抱的形势,把湖和山紧密地联成一体。

昆明湖是清代皇家诸园中最大的湖泊,湖中一道长堤——西堤,自西北委婉向南,西堤及其支堤把湖面划分为三个大小不等的水域。每个水域各有一个湖心岛,这三个岛在湖面上成鼎足而峙的布列,象征着中国古老传说中的东海三神山——蓬莱、方丈、瀛洲。西堤以及堤上的六座桥是有意识地效仿杭州西湖的苏堤和"苏堤六桥",使昆明湖益发神似西湖。西堤一带碧波垂柳,自然景色开阔,园外数里的玉泉山秀丽山形和山顶的玉峰塔影排而来,被收摄作为园景的组成部分。从昆明湖上和湖滨西望,园外之景和园内湖山浑然一体,这是中国园林中运用借景手法的杰出范例。湖区建筑主要集中在三个岛上。湖岸和湖堤绿树荫浓,掩映潋滟水光,呈现一派富于江南情调的近湖远山的自然美。

万寿山的南坡(即前山)濒昆明湖,湖山联属,构成一个极其开阔的自然环境。这里的湖、山、岛、堤及其上的建筑,配合着园外的借景,形成一幅幅连续展开、如锦似绣的风景画卷。从湖岸直到山顶,一重重华丽的宫殿台阁将山体覆盖住,构成贯穿于前山上下的纵向中轴线,这组大建筑群包括园内主体建筑物——帝、后举行庆典朝会的排云殿和佛香阁。佛香阁就其体积而言是园内最大的建筑物,阁高约40米,雄居于石砌高台之上,它那八角形、四重檐、攒尖顶的形象在园内园外的许多地方都能看到,气宇轩昂,凌驾群伦,成为整个前山和昆明湖全局的构图中心。与中央建筑群的纵向轴线相呼应的横贯山麓,沿湖北岸东西委婉的长廊,共 273 间,全长 728 米,这是中国园林中最长的游廊。前山其余地段为体积较小的建筑物,自然而错落有致地布置在山间、山坡和山脊上,镶嵌在葱茏的苍松翠柏之中。后湖的河道蜿蜒于万寿山北坡即后山的山麓,北岸堆筑假山隔阂宫墙,并与南岸的真山脉络相配合而造成两山夹一水的地貌。河道的水面有宽有窄,时收时放,泛舟后湖给人以山复水回、柳暗花明之趣,成为园内一处出色的幽静水景。

后山的景观与前山的迥然不同,是富有山林野趣的自然环境,林木葱郁,山道弯曲,景色幽邃。除中部的佛寺"须弥灵境"外,建筑物分为若干处且自成一体,与周围环境组成精致的小园林。它们或居山头,或倚山坡,或临水面,均能随地貌而灵活布置。

2. 避暑山庄 位于河北省承德市北部,建于清代,是中国现存最大的离宫别苑。承德位于群山环抱之中,有滦河、武烈河流过,峰峦叠嶂,清流萦绕,林木葱郁,盛夏时凉爽宜人。避暑山庄占地 560 万平方米。山庄内有康熙用四字题名的三十六景和乾隆用三字题名的三十六景。这些风景广采全国各地风景园林艺术风格,使山庄成为中国各地名胜古迹的缩影。山庄可分为宫殿区、湖泊区、平原区和山岳区。避暑山庄是一所集山、水、建筑浑然一体而又富于变化的园林。它的布局立意、造园手法在中国古代宫苑中占有重要地位。

避暑山庄的布局运用了"前宫后苑"的传统手法。宫殿区位于山庄的南端,包括正宫、松鹤斋、东宫和万壑松风四组建筑群。正宫在宫殿区西侧,是清代皇帝处理政务和居住的主要所在。按"前朝后寝"的形制,由九进院落组成,布局严整,建筑外型简朴,装修淡雅。主殿"澹泊敬诚"殿,全部用四川、云南的名贵楠木做成,素身烫蜡,雕刻精美。正宫的全组建筑基座低矮,梁枋不施彩画,屋顶不用琉璃;庭院的大小,回廊的高低,山石的配置,树木的种植,都使人感到平易亲切,与京城巍峨豪华的宫殿大不相同。

湖泊景区是山庄的重点。位于宫殿区之北,按大小洲屿分隔成形式各异、意趣不同的湖面,用长堤、小桥、曲径纵横相连。湖岸逶迤,楼阁相间,层次丰富,一派江南水乡的景色。建筑采用分散布局手法,园中有园,每种建筑都形成独立的小天地。山庄的72景,有31景在湖区。

湖区北岸分布"莺啭乔木"等四座亭,是湖区与平原区的过渡,又是欣赏湖光山色的佳处.其北为辽阔的平原区,这里过去古木参天,碧草如茵,草丛中驯鹿成群,野兔出没,恰似草原风光。

山庄西北部,自南向北山峦起伏,松云峡、梨树峪、松林峪、秦子峪等通往山区。这里原有很多园林建筑和大小寺院,均已损毁。现存的"锤峰落照"、"南山积雪"和"四面云山"三亭是后来修复的,这三座亭控制了山庄的北、西北、西三面山区。

3. 拙政园 苏州四大名园之一。现园大体为清末规模,经修复扩建,现有面积约 41 334 平方米,分为东区、中区、西区三部分。东区,面积约 20 667 平方米,现有景物大多为新建,园内入口设在南端,经门廊、前院,过兰雪堂,即进入园内。园内东侧为旷阔的草坪,坪西堆土山,上有木构亭,四周萦绕流水,岸柳低垂,间以石矶、立峰,临水建有水榭、曲桥。西北土阜上,密植黑松、枫、杨成林。林西为秋香馆(茶室),再西有一道依墙的复廊,上有漏窗透影,又以洞门数处与中区相通。

中区为全园精华所在,面积约 12 333 平方米,其中水面占三分之一,水面有分有聚,临水建有形状各不相同、位置参差错落的楼台亭榭多处。主厅远香堂为原园主宴请宾客之所,四面长窗通透,可环览园中景色。厅北有临池平台,隔水可欣赏岛山和远处亭榭;南侧为小潭;曲桥和黄石假山;西循曲廊,接小沧浪廊桥和水院;东经圆洞门入枇杷园,园中以轩廊小院数区,自成天地,外绕波形云墙和复廊,内植枇杷、海棠、芭蕉、木犀、竹等花木,建筑处理和庭院布置都很雅致精巧。中区北部池中列土石岛山两座,石岸间杂植芦苇、芭蕉,与丘岗上的丛莽藤蔓相呼应,富有山林野趣。山巅各建小亭,周旁遍植竹木,夏日鸟鸣蝉噪,为消暑胜地。西北有见山楼,四面环水,有桥廊可通,传为太平天国忠王李秀成筹划军机之处。登楼可远眺虎丘,借景于园外。水南置旱船,前悬文徵明题"香洲'匾额。登后楼亦可高瞻远望,水东有梧竹幽居亭,池水曲折流向西南,构成水院"小沧浪",这里廊桥亭榭,跨水翔波,营造精丽。倚阑北望,檐宇交参,枝叶掩映,曲径深远,层次丰富。附近有玉兰堂,小院种植玉兰、天竺,环境幽雅,由此循西廊北上,至半亭"别有洞天",多洞门至西区。

西区,面积约 8 378 平方米,有曲折水面和中区大池相接。建筑以南侧的鸳鸯厅为最大,方形平面带四耳室,厅内以隔扇和挂落划分为南北两部,南部称"十八曼陀罗花馆",北部名"三十六鸳鸯馆",夏日用以观看北池中的荷渠水禽,冬季则可欣赏前院的假山、茶花。池北有扇面亭——与谁同坐轩,造型小巧玲珑。北山建有八角二层的浮翠阁,亦为园中的制高点,东北为倒影楼,同东南隅的宜两亭互为对景。

4. 杭州西湖 西湖是一个历史悠久、世界著名的风景游览胜地,古迹遍布,山水秀丽,景色宜人。经过千百年劳动人民辛勤治理,兴修海塘,疏浚湖泥,才使西湖不断完美。唐朝时西湖就已经闻名全国。元朝初年,意大利旅行家马可波罗在游记中誉杭州为"世界上最美丽华贵之城",从此西湖驰名世界。

西湖以自然山水、文物古迹、寺庙古塔、碑刻造像和新建公园绿地组合而成。有湖不广,平静如镜,山多不高,绵亘蜿蜒,湖山依傍,自然尺度协调,显得妩媚多姿。"三面云山一面城"是西湖的特点。西湖园林建设既突出了西湖风景的独特性,又注意了与地方特色相协调的整体性。因此,所有新建和扩建的园林都用大量的乔木和灌木丛,组成大小不同、错落有致的空间。园林建设重视配置艺术,选择色彩丰富的树木花草作为园林的主景,亭、台、廊、榭等建筑物以及掇山、园林理水,只作为景区的点缀。其造型、姿态、色彩与妩媚、恬淡、宁静的西湖自然景观和宽阔的湖面融为一体,使人工美与自然美有机地结合起来。不仅防止追奇猎古、曲折封闭的气氛,也避免建造林立的大厦和体型庞大的建筑物,取得了明朗、宽广、自然、园内园外浑然一体的效果。

现在的湖区水面南北长约 3.3 公里,东西宽约 2.8 公里,周长 15 公里,平均水深 1.5 米。孤山是湖上一个大岛,苏堤、白堤把西湖分割为外湖、里湖、小南湖、岳湖和西里湖五个大小不等的水域。三潭印月、湖心亭、阮公墩三个小岛鼎立于外湖。西湖南、北、西三面峰峦环抱,湖区面积 49 平方公里。南有吴山、夕阳山,北有宝石山、葛岭,西有三台山、丁家山,外围有凤凰山、玉皇山、南高峰、北高峰、天竺山、灵隐山、玉泉山、栖霞岭等。群山中分布着虎跑、龙井、玉泉三个名泉和黄龙洞、烟霞洞、云栖、九溪十八涧等曲径洞壑名胜。

西湖有很多的古迹。如东汉的《三老讳字忌日碑》,五代至宋、元的飞来峰摩崖石刻,烟霞洞的造像,文庙的石经,东晋时的灵隐古刹，北宋的六和塔、保叔塔、雷峰塔，南宋的岳飞墓和岳王庙。此外，清乾隆时珍藏《四库全书》的文澜阁，清光绪时创立研究金石篆刻的西泠印社等，都是中华民族的文化瑰宝。

西湖历来是人文荟萃之地。唐宋杰出诗人白居易、苏轼先后在杭州任职时"募民开湖"，兴修水利，并留下许多吟咏西湖的名篇。南宋画家马远、陈清波曾作"西湖十景"的画卷。清康熙、乾隆均为十景题字立碑。近代民主革命先驱秋瑾和现代文豪鲁迅的肖像均屹立在西子湖畔。

西湖的自然景色四时不同。西湖十景，楼、台、亭、榭同湖光山色相互辉映。春天，"苏堤春晓"、"柳浪闻莺"、"花港观鱼"，春花吐艳，彼伏此起；夏日，"曲院风荷"，荷花映日，湖面新绿一片；秋季，三秋桂子，香飘云外；冬来，"断桥残雪"，银装玉琢，放鹤亭畔，寒梅斗雪。清晨，"葛岭朝暾"；薄暮，"雷峰夕照"；黄昏，"南屏晚钟"；夜晚，"三潭印月"和"平湖秋月"。"西湖十景"展现了西湖朝晴暮雨、春花秋月的自然景色。白居易诗："湖山春来如画图，乱峰围绕水平铺。松排山面千重翠，月点波心一颗珠。"苏轼诗："水光潋滟晴方好，山色空蒙雨亦奇。欲把西湖比西子，淡妆浓抹总相宜。"这些诗篇，就是对西湖风光的真实写照。

（五）游览园林注意事项

1. 游览前必须认真查找有关该园的历史文化背景及园内具体情况，使之做到心中有数。

2. 入园后应该沿着一定的游览路线进行游览。游览路线一般由廊、路、桥连接而成，其中主路用以连接景区，支路用以连接景点。

3. 解决好"游"与"停"的问题，游览园林有"动观"与"静观"之分。动观是指移步换景法,主要是指对园林景物的连续性观赏,以动观方式按照景观序列一景又一景地观赏;静观是指横向的环顾流目,随着视线的横向移动,景象一个接一个地徐徐展现在面前,获得大范围的景物画而欣赏不迭。一般来说,大园以动观为主,小园以静观为主。动观时,即在游览路线上(廊、路)漫步游览赏景,由于廊和路都是曲折的,所以在漫步游览时往往具有步移景异的特色,走时不宜太快,以走走看看、看看走走漫步赏景为宜。特别是在转弯时,更应注意景色的变化。凡是动观,意在领略变化中的景色。静观则在游览过程中遇到亭、台、楼、廊、桥等建筑时,应停下来静观四周的美景,并意在观赏景色的最佳处,包括各个景和各个观赏对象。

4. 掌握观赏的主要内容。先观赏园之胜景,再欣赏造园艺术,还要推敲园林之意境。古典园林最讲究意境,风景园林的欣赏,常常需要几次的反复理解,方可悟到其意境的美妙之处。

二、花卉欣赏与养生

旅游中,观赏五彩缤纷的花卉,不仅能调节人的情绪,而且也具有保健养生的作用。据现代医学研究发现,在宁静的花园里,人们的神经紧张和视觉疲劳容易消除,还有利于中枢神经系统的调节而改善机体的各种功能。另外,许多花卉的香气能够抑制病菌,能预防感冒和减少呼吸系统的疾病。近些年来,一种名叫"花粉"的天然食品,由于具有使人体健美的功效,在国内外受到人们的普遍关注和欢迎。

（一）花卉文化的形成

　　花卉文化是人类文明发展的必然产物。我国是具有5 000多年历史的文明古国，是花卉文化的发源地，早在3 000多年前的甲骨文中就有关于花卉的记载，甲骨文中已有园、圃、树、枝、花、果、草等字。在浙江河姆渡文化遗址中，有许多距今7 000年前的植物被完整地保存着，其中包括稻谷和花卉，如荷花的花粉化石。我国的花卉栽培历史始发于周秦时代，渐盛于汉、晋、南北朝时代，兴盛于隋、唐、宋时代。明、清、民国时期，处于起伏停滞期；抗日战争、解放战争时期，因战乱花卉处于空白期；新中国成立后，花卉栽培逐步得到恢复和发展。

　　我国领土广阔，地跨热带、亚热带、温带等气候带，植物多达近3万种，花卉资源品种纷繁。由于我国大部分地区在第四纪冰河期未受到冰川的破坏，许多古老的生物种类被保存了下来，拥有不少的孑遗植物，如银杏。云南是许多植物（如山茶、杜鹃、报春花、木兰科等）的分布中心，海南岛是热带季雨林气候，观赏植物丰富，以棕榈科植物为主，特别值得注意的是琼海县东港寨的红树林。广东、广西南部地区属于亚热带气候，终年气温较高，故常年四季鲜花（如五色梅、彩扶桑、扶桑、龙船花、木棉树等）盛开。西北的高寒草甸区，有丰富的高寒花卉，如天山雪莲。东北以长白山系的花卉资源最为丰富，其垂直分布被认为是欧亚大陆植物水平分布区的缩影。有资料表明，西藏是我国植物资源最丰富的地区。在全国各地，遍布许多野生植物和数以千万计的花卉植物，梅、菊、荷等都为我国名花，牡丹更有国花之称。

　　阳春三月，天朗气清，风和日丽，桃红柳绿，万物更新，生机勃勃。踏青郊野，空气清新，芳草茵翠，鲜花斗艳。常到花间去走走,捧一把清新入口,揽一丝春绿入怀。让花的色彩冲淡心头的愁云,让花草的香气沁人心脾,置身于如此优美的大自然怀抱,自然使人心情舒畅,疲乏和忧愁也在不知不觉中悄然离去。人的心理活动得到充分调节,这对于振奋精神,养生保健大有益处。

(二)花卉的养生功能

大自然的奇花异卉是人类的朋友,它能美化环境、净化空气,为人类创造美好舒适的生活条件。人们还可以通过赏花、闻香、食花来养生保健、防治疾病,使人健康长寿。

1. 花卉保健　任何一个神经紧张或过度疲劳的人,只要步入花园和苗圃,都会变得轻松自如,心情愉悦,这就是在特定的环境中,园艺花卉对人们视觉、嗅觉等多方位的安抚和保健作用。从哲学内因是基础,外因为条件的观点出发,有效地利用外界条件来调动内因的作用,就可达到健身的目的。研究表明,经常置身于美丽、芬芳的花丛中,可使皮肤温度降低 $1℃\sim2℃$,脉搏平均每分钟减缓 $4\sim8$ 次,从而呼吸均匀、血液流畅、减轻心脏负担,使人的视觉、听觉和嗅觉清晰,提高思维灵敏度。

古人说"乐花者长寿"是有一定道理的。近花之人长寿的奥秘在于养花是一种心理调节剂。当一个人全身心地投入到养花、赏花之中,会转移注意力,产生新的灵感。养花对调节心态、促进健康有重要作用,养花活动是大脑的兴奋剂。经常养花、赏花,可使大脑处于舒展、活跃、兴奋状态。在当今城市环境污染严重的情况下,家庭养花更应成为促进人们身心健康的首选,尤其是老年人,养花能延缓体质、思维、记忆力的衰退,何乐而不为呢。

2. 花卉的色彩疗法　　花卉的色彩疗法,是指人们通过观赏不同色彩花卉达到治病、养生目的的一种疗法。如在绿色的环境里得到情绪的平复和精神的安慰,在清新的空气和浓郁的芳香中增添乐趣。赏花可以怡情、健身、养性,人在高兴时观花,神清气爽,人在愤怒时观花,怒气顿消。花的鲜艳色彩、芬芳气味、婀娜姿态,都会激起人的爱心,启迪人的美感,陶冶人的情操,其中尤以具有生命力的植物色彩疗效最佳。

普遍认为红色花朵能促进食欲、增强听力,因而多数食品及糕点用红着色。红色对小肠和某些心脏疾患,黄色对脾脏及胰脏疾患有一定的疗效,赭色对低血压患者大有益处,绿色使病人情绪安定,利于入睡,洁白的水仙花及红紫色的紫罗兰,会使情绪温和而宁静。有忧郁情绪的人,看到树上结满黄澄澄柠檬果或红红的石榴时,就会增加愉快感。大地覆盖的绿色植物能吸收阳光中的紫外线,减少对眼睛的刺激,并有保护和增强视力的作用。从事文学创作、精密仪器或制图工作的人们,工作之余出门旅游,极目远眺广阔的绿色,即刻就能产生轻松之感,使视力疲劳得到缓解。也可以选择一些以观花为主的植物或色彩缤纷的观叶植物,能促使精神振奋,对调节脑力、恢复视力是十分有益的。

3. 花卉的芳香疗法　　香气的利用可以追溯到数千年前。当古人还在洞穴里生活的时候,他们就喜欢燃烧树脂、草和木材所散发出来的香气。芳香疗法是通过使用香精油中所含有的芳草能量而进行的一种自然疗法。并不是任何一种花卉都拥有对人的大脑和精神产生作用的香精油,花卉中含有的养料经过化合作用并通过吸收阳光才能产生香精油。

香精油是通过从叶子、花朵、种子、果实、树脂、根茎、木材、树皮和嫩芽中榨油获得的。花的香气,是由于花朵的内含物及其结构所决定的。各种花香是由数十种挥发性化合物组成，如酯类、醇类、醛类、酮类、萜烯类等。

鼻子可以区分 1 万种不同的香味，并通过数百万个神经细胞把香味的信息传达到大脑。大脑通过对这些简单的电信号的加工，使香味变成感觉和情绪，如本能反应、性冲动、进食需要、学习的能力、储存和记忆信息的能力等。芳香族物质还能刺激人的呼吸中枢，使人体吸进氧气，排出二氧化碳的过程加快，大脑增加了供氧就可保持旺盛的活力。皮肤吸收过程是香气经过毛孔末梢神经传导到中枢神经系统，再经大脑皮质反射性调节，使香气分子分布到全身各部位，从而调节神经，增强人体免疫力。经络吸收则是通过督脉和任脉等经络，使神经中枢兴奋，从而调节机体功能平衡的。

柠檬、薄荷等香气能产生激励作用，可消除困倦、清醒大脑；肉豆蔻、薰衣草等香气使人镇静，可缓解紧张症；丁香花含有丁香油酚等化学物质，其香气具有杀虫能力，对牙痛的患者有良好的安神、镇静、止痛作用；茉莉花具有理气、解郁作用，对暑热和头晕者可减轻症状；菊花的香味，有助于治疗头晕、头痛、感冒、视物不清，有清热祛风，平肝明目的功效。丁香、松树等类植物所散发的香味对人有刺激作用，用于消除身体上的各种不适。另外，有一些香味可以使人放松，如柑橘和薰衣草散发的香味，当我们被各种问题干扰的时候，使我们的大脑镇静下来。还有一些香味当人吸入后激发性感和引发想象，产生刺激性欲的效果，如桂皮树散发的香味。香叶天竺葵的香味，可舒张支气管平滑肌，故能平喘，镇定神经，消除疲劳，促进睡眠，有助于治疗神经衰弱。栀子花的香味，有助于治疗咽喉炎和扁桃体炎，对肝胆疾病的患者有一定的辅助疗效。将一些慢性病患者带到特定的治疗花园去嗅闻奇花异卉的芬芳香味,不用再吃药打针,住上一段时间便可以康复。美国的研究人员将学生分别安排在多间放置不同数量花卉的环境中,结果发现花卉数量越多,里面的学生感觉越好,不仅患病率低,学习成绩也好。俄罗斯巴库市有一家香花医院,院中栽种着许多品种的花卉和药草,患者嗅着各种花香病情便可好转。根据测试,已知鲜花的芬芳香味对治疗心血管、哮喘、高血压等病症有益,对心血管系统疾病、呼吸系统疾病、消化系统疾病以及神经衰弱有良效。

现代医学的普通疗法与花卉疗法的差别之一,是花卉疗法根据患者需要和病情采取个性化的治疗。专家们说,花卉药物并不消除消极情绪,而是把它们转化为积极情绪,从而放松身体并发挥自我康复的潜力。花卉疗法是一种可以达到康复目的的自然疗法。由38种花卉组成的解救药,专门为面临失去亲人、灾难和其他极度紧张状况的人而研制的。这是一种主要对人的情绪起作用的疗法,目的是使人获得平衡,避免或减轻疾病。在塔吉克斯坦及阿塞拜疆各有一家花卉疗养所,就是利用不同的花香来治疗冠心病、高血压、神经官能症等疾病的,经疗养和治疗后都收到了较好的效果。

4. 花肴的健身作用　食花具有悠久的历史,也是中华饮食文化中一枝奇葩。屈原《离骚》中有"朝饮木兰之坠露,夕餐菊花之落英"。

据中国科学院昆明植物研究所民族植物研究室调查,仅云南各族群众常吃的花就多达160种。这些花有的直接作蔬菜,有的用于食品染色,有的作为滋补品。保留在中国各大菜系及药膳里的花馔也较多,如京菜系中的茉莉鸡脯,沪菜系中的桂花栗子和粤菜系里的菊花蛇羹都是以花入菜的佳肴。至于以花作为食品和糕点的作料、饮料和酿酒中的调香料等更是不胜枚举。在一些西餐厅或中餐厅里都有鲜花肴供应,不少餐厅的花卉套餐中包括花汤、花沙拉、菊花菜等数十道菜肴,其中紫罗兰、玫瑰花甜美清香最受欢迎。蒲公英叶中所含维生素 C 要比番茄多 50%,蛋白质高出茄子 1 倍,铁质与菠萝相等。有的宾馆采用玫瑰、菊花、百合等鲜花,经过调制及处理,精心配制出 10 多种色、香、味俱全的套餐,取名"鲜花宴"。牡丹之乡菏泽也以牡丹花为原料,推出各类牡丹食品,经食品检测表明,在牡丹花中含有多种对人体有益的氨基酸。以鲜花为原料制作的保健佳肴,将成为世界上的畅销营养食品。

花粉食物和药物中的花粉是种子植物特有的雄性细胞,花粉内含有丰富的氨基酸、糖类、脂肪、多种维生素及微量元素等。花粉中的酶又有抗衰老和恢复机体活力的功效。它含有黄酮类和各种抗生素,这些物质也是产生药效的因素。人们开发出一系列花粉食品及药物,不仅用于增强体质及免疫力,还有抗衰老及美容作用。松树在春季散出大量金灿灿的花粉,从而完成受精的过程。而在受精之初的 48 小时内,胚细胞竟能迅速地增长 10 万倍,其原因与松树花粉含有 200 多种营养物质,又全部具有生物活性有密切关系。经测试,在马尾松的花粉中含 15.75% 蛋白质和 9.12% 的氨基酸,以及锌、钙、铁、镁等数十种微量元素和活性大的元素,这些高品位、活性大的元素及物质对人体有均衡的保健作用。据营养学家研究,花瓣中除富含蛋白质、多种氨基酸、淀粉、脂肪、糖类及无机盐之外,还含有多种维生素及微量元素,经常食用花肴食品可健全体魄,增强活力。

中华养生很重视天人合一,告诫人们要依赖天地所提供的物质条件来生存,还要顺应春生、夏长、秋收、冬藏的自然规律来滋补和养生。中国 300 多种常用药膳,正是根据四季有别而选用的。其中以花为肴的，如春季的紫藤花、玉兰花，夏季的槐树花、金银花，入秋的桂花和菊花，至于可干藏和四时选用的仙人掌花、百合等更是不胜枚举了。

花茶的食疗功效也受到了中外医界的重视，如玫瑰花茶，能强化肝脏和胃肠功能，长期饮用还对神经衰弱、失眠、体质虚弱及便秘等症有特殊疗效。杏花茶，能强化胃肠消化功能，去除胀气和消化不良等现象。锦葵花茶，对支气管炎、咳嗽有疗效，并可滋养皮肤。菊花茶，疏风散热，清肝明目，对风热感冒、咽喉肿痛、高血压均有疗效。柠檬花茶，有促进新陈代谢、加强肠胃蠕动、改善消化不良等功能。茴香花茶，可作料理香料，并有利尿、强化膀胱功能和促进肠胃蠕动的效果。薰衣草茶，可促进新陈代谢，降低血压，具有抗毒、镇静、加速伤口愈合等功能。鼠尾草茶，能安定神经，并对更年期综合征、月经不调、皮脂腺分泌不良等有平衡作用。三花茶，即把金银花、菊花和茉莉花放入杯中，用沸水冲泡，代茶饮用，能防治热毒所致的风热感冒及咽喉肿痛等。在旅游中品尝各地的茶道，不仅可祛病健身，也是一种美的享受。

5. 花卉的药用　我国花卉入药历史悠久，世界闻名。许多花卉都具有药理作用，李时珍的《本草纲目》中记载了数百种花卉的功能。神医华佗也曾用装香草、丁香的小布袋治疗肺痨。

花卉在中医药学上分为解表、清热、理血和补益等几大功效。其实，不少中医药专家经过多年的潜心研究，发现花卉的医疗作用远不止这些，甚至对癌症也有较好的疗效，如长春花、仙人掌等。

菊花叶繁花艳，生机盎然，性寒，清热解毒，明目平肝。千日红，花开难凋，独具风姿，花絮入药，止咳定喘。金银花先银后金,黄白交映,花絮入药,主治伤风感冒、红白痢疾。桃花泻下通便,茉莉止痛辟秽,凌霄治疗经痛,合欢治疗失眠,芙蓉治疗肿痛,凤仙花治疗蚊伤。荷则全身是药,荷花、荷蒂、荷梗、莲子、莲心、藕节都是中药上品。橡树、榆树和橄榄树花可以使工作和精神紧张的人恢复体力。芥菜花、龙胆紫花、棠棣花可以缓减抑郁、萎靡不振、悲伤和缺乏生活勇气等症状。铁线莲花和栗树花能增强记忆力,提高学习效率。兰花品种极多,而不同品种的兰花其药用功能也有所差异,如竹叶兰,全草均可入药,具有清热解毒,祛风湿和消炎利尿之功效。梅花具有疏肝解郁、开胃生津的功能,主治肝郁气滞、胸胁胀满、脘腹痛等病症。月季具有活血调经、消肿解毒之功效,主治月经不调、痛经、跌打损伤、痈肿、疮、疖等病症。杜鹃花含有香精、三萜类、氨基酸、甾醇、鞣质及强心甙等,味酸,性平,有微毒,能活血、祛风湿,叶能镇咳祛痰,清热解毒,主治吐血、鼻出血、风湿病、荨麻疹等疾病,对妇科病如月经不调、闭经、崩漏等均有疗效。

《神农本草经》是我国早期的中医药典,共收载药物 365种,对我国传统的中医药治疗发挥了不可估量的作用。自此以后,历代医药文献收载观赏药用花颇多,已成体系。

万紫千红的奇花异卉,不仅美化着人们的生活,陶冶着人们的情操,而且还具有较高的药用价值。大量的临床资料和医学试验都表明,很多花卉对人类的常见病、多发病都有可靠的疗效,在已知的植物花卉中,有 77%的花卉能直接药用,另外还有 3%的花卉经过加工后也可以药用。花卉不仅是大自然赐于人类的艺术珍品,也是科学技术在自然界发展的成就。

花卉疗法已成为人们首选的医疗方法,花卉疗法已在医疗事业中占有突出的位置。

三、中国赏花胜地

（一）桃　　花

"桃之夭夭,灼灼其华",每到阳春二月,江南的桃花盛开,云蒸霞蔚,如火如荼,点染得春光分外明媚。正是"香花遍是桃花水,不辨仙源何处寻",撩起人们无限的遐思。桃花源,在湖南的桃源县境内,以其神秘色彩,幽静的环境和山川灵气而蜚声海内外。当桃花盛开时,青山脚下,山溪岸边,百枝吐红,桃花遍野,颇为壮观。桃花江发源于湖南桃江县西侧的城墙山"子良岩"下,长约百里,自古以来,桃花江就以"水清"、"花艳"、"人美"三绝而闻名天下,两岸桃花片片如红霞飘动。"人间四月芳菲尽,山寺桃花始盛开"。暮春四月,江南一些地方的桃花已开始凋谢,而庐山的桃花却才刚刚盛开,站在"景白亭"上眺望,红雨纷纷,凝霞散锦,似红妆佳人舞春风,撩人心怀,真是别为情趣。杭州苏堤,堤上两边都井然有序地夹种桃树和柳树,即一株桃树一株柳,红绿相映,花色娇美艳丽,风光旖旎。尤以春天早晨,湖面薄雾似纱,堤上烟柳如云,在鸟语花香中漫步,更令人飘然欲仙,故有"苏堤春晓"之称。

（二）荷　　花

荷花已有3000年栽培历史。荷花有很高的观赏价值,是园林中非常重要的水面绿化植物。园林中有水有莲,能使人倍感清凉、清幽、清新。江南水面多栽种荷花。杭州西湖是赏荷胜地,西湖风光如诗如画,倾倒了无数中外游客。西湖十景之一的曲院风荷,便是一处专门以荷为景的公园。曲院风荷在苏堤北端跨虹桥下,布局十分精巧。赏荷区广阔的水面上,有无数名种荷花。傍水建造的赏荷廊、轩、亭、阁,古朴典雅,与绿水、荷香相映成趣。盛夏酷暑,园内水静风来,犹如进入清凉世界。无怪乎宋代诗人杨万里写下了这样的诗句:"毕竟西湖六月中,风光不与四时同,接天莲叶无穷碧,映日荷花别样红。"

武汉东湖中有一条蜿蜒数公里长的沿湖大道,将两岸连接起来。信步走在沿湖大道上,放眼展望湖面,映入眼帘的是深深密密的荷叶,一枝枝荷花亭亭玉立,为东湖平添无限风光,真叫人流连忘返。微山湖号称为"十万亩荷花荡",每至盛夏,东起微山岛,西到爱湖,荷花把湖渲染得熊熊如火,燎向水天一色,甚至把整个夏季的黄昏也熏得彤红如醉。洞庭湖边广植荷花,每年7~9月,正值荷花交替开放期,湘莲花有红、白两大品种,以白色为主,花呈伞形,香气扑鼻。到了秋末,洞庭湖上的荷叶褪去绿装,残叶断梗,依附于流水,残叶之上,是亭亭密立的莲蓬。游人可乘两头尖尖的莲舟穿行于荷叶中,既可赏花,又可采摘和品尝新鲜的莲子。

(三)菊　　花

菊花是我国十大名花之一,其神韵高雅,气质不凡,不仅为历代文人墨客所赞颂,还深受广大群众喜爱,被誉为"梅、兰、竹、菊"四君子之一,在祖国大江南北皆广泛栽培。

至今我国已有数千个菊花品种,其中以开花季节分为夏菊、秋菊、寒菊。以花茎分为大菊、中菊、小菊。按栽培形式分为多头菊、独本菊、大立菊、悬崖菊、艺菊、案头菊等。以花形类别分为平瓣类、匙瓣类、管瓣类、桂瓣类、畸瓣类等。开封当时是北宋时期的都城,养菊在宋代达到鼎盛时期,每逢重阳佳节,不仅民间有赛菊,而且宫廷内也有养菊、插菊、挂菊花灯、开菊花会、饮菊花酒等活动。如今开封人民酷爱养菊的传统习惯更甚,以养菊、赏菊为乐事。养菊从数量上、品种上和栽培技术上都有很大提高。如今,菊花被定为开封的市花,每年10月份还举办菊花花会。广东中山小榄人种菊已有600多年的历史,每年都举行民间传统的菊花展览会。每到金秋时节,进入小榄镇,就象进入了彩色的世界、花的海洋,一盆盆盛开的菊花摆满公园、大小广场和十字街头。红的深红、紫的浅紫、黄的金黄、白的雪白,袅袅娜娜,亭亭玉立,大街小巷构成一幅绰约多姿的秋色彩图。

(四)梅　　花

　　风起雪花飘,寒梅点点放枝头。梅花怒放时,踏雪寻梅,领略那脉脉浮动的幽香,疏影横斜的风韵,的确是一件赏心乐事。杭州西湖孤山的放鹤亭畔,传说是宋代诗人林和靖种梅养鹤的地方。林和靖爱梅成癖,隐居在孤山,终身不仕不娶,以梅为妻,发鹤为子鹿为侣,"梅妻鹤子鹿侣"一直传为佳话。放鹤亭至西泠桥之东园地内,遍栽各色梅花,又有林和靖"疏影横斜水清浅,暗香浮动朋黄昏"的千古名句,孤山梅花因此名扬天下。超山梅花,于浙江省余杭县,以观赏梅花的"古、奇、广"三绝而闻名,素有"超山梅花天下奇"、"十里梅海数超山"之美誉,超山北坡方圆数里之内尽是梅林,漫山遍野,梅海香涛,蔚为壮观。梅林之中有两株古梅,一唐一宋,尤为珍贵。南京梅花山,位于南京东郊,地处明孝陵神道的怀抱中。这里的梅花品种多,有红梅、绿梅、墨梅等150多个品种,依山种植了5 000余株梅树,有"梅花世界"之称。每当隆冬时节,株株梅花绽放枝头,香气袭人。梅花山上还有一株古梅,花繁叶茂,背面紫红,下面近白,色彩均匀,香气浓郁;而众梅中又有一株名

"半重瓣跳枝"，为梅花山独有。

四、花粉过敏症

花粉过敏症是一种严重危害人体健康的常见病和多发病。花粉过敏症患者主要表现为流鼻涕、流眼泪、打喷嚏、鼻痒、眼及外耳道奇痒，常被人误认为患了感冒。严重者会诱发气管炎、支气管炎、哮喘、肺心病等。对于花粉过敏症患者来说，了解不同地区、不同季节空气中的花粉种类和浓度的实况，并在旅游中做好防护，对预防花粉过敏症是十分重要的。

首先，应该加强个人防护措施，尽量避免与花粉接触，防止吸入致敏花粉。花粉过敏症患者在花粉高峰期，尽量减少外出，多在室内活动，更不要到树木花草多的公园或野外去，尽可能使花粉吸入量降低到最低限度。其次，遇干热或大风天气，可关闭门窗，开窗时应挂湿窗帘，以阻挡或减少花粉进入室内。当患者在户外活动时，戴口罩也可明显缓解或减轻症状。

在自然界中，植物花粉的传播方式可分为风媒花和虫媒花两类。由于花粉产量多、体积小、质量轻，容易借风力传播，所以风媒花是造成花粉过敏症的主要花粉。花粉的季节性大致可分为三种类型，即春季型、夏季型、秋季型。秋天空气中传播的有莠类、蒿属、向日葵、大麻、蓖麻及禾本科等花粉，但尤以莠花粉为多。

花粉过敏症与花粉密切相关，而两者又均与天气有直接关系，天气的变化对花粉过敏症的发病有重要影响。花粉过敏症的表现有很多种，如花粉性鼻炎、花粉性哮喘、花粉性结膜炎。

第四章　湖泊水域景观与养生

一、湖泊景观与养生

　　晴天在岳阳楼上眺洞庭湖,大孤山上赏鄱阳湖,鼋头渚观太湖,攀龙门瞰滇池,湖泊成为水文旅游资源的一个重要部分,富有天然水域风貌。有的湖泊身居高山,雪山倒映,银峰环抱,具有高山平湖的风姿;有的静卧原野,烟波浩淼,同时与周围的人文景物相融合,形成了极具特色的旅游景观。人们常用"明镜、明珠","湖光山色"等来形容湖泊景观的妩媚多姿,如我国的名湖有杭州西湖、江苏太湖、江西鄱阳湖、湖南洞庭湖等。其中洞庭湖"容纳四水,吞吐长江",故有"八百里洞庭"之称。洞庭湖周围荷稻飘香,湖上帆影如梭,烟波浩淼,使人飘飘欲仙,一派丰饶景象。岳阳楼临湖矗立,其建筑别具一格,且有被称为绝品的范仲淹撰、苏子美书的《岳阳楼记》,还有"白银盘里一青螺"的君山等,给人以极强的吸引力。

(一)湖泊分布简介

　　我国是一个湖泊众多的国家,现有天然湖泊 2.48 万多个,总面积约 8.3 万平方公里,其中面积 1 平方公里以上的有 2 800 多个,100 平方公里以上的有 124 个,超过 1 000 平方公里的有 13 个。还有人工湖泊约 9 万个。湖泊是陆地上的天然蓄水盆地,是陆地上洼地积水形成的水域宽阔、水量交换缓慢的水体,是陆地水的重要形式,也是重要的水景旅游资源。

湖泊的类型也是多种多样,按成因可分为构造湖、火山口湖、冰川湖、堰塞湖、岩溶湖、泻湖、风蚀湖、人工湖等;按其地貌背景可分为高原湖泊、平原湖泊和山地湖泊;按湖水的盐度高低,又可分为淡水湖和咸水湖等。

我国湖泊比较集中地分布在以下五大湖区:

1. 东部平原湖区 系长江及淮河中、下游,黄河、海河下游及大运河沿岸所分布的大小湖泊。这些湖泊大多是由构造运动、水流冲击作用或古泻湖演变而成的外流湖。本区湖泊总面积约占全国湖泊总面积的 29.4%,是中国湖泊密度最大的湖区,我国著名的五大淡水湖:鄱阳湖、洞庭湖、太湖、洪泽湖和巢湖都分布在这里。

2. 青藏高原湖区 青藏高原上的湖泊,总面积 41 487 平方公里,约占全国湖泊总面积的 50.5%,它是地球上海拔最高、数量最多和面积最大的高原湖群,也是中国湖泊分布密集的地区之一。这里的湖泊以咸水湖和盐湖为主,湖水一般较深。湖泊大多分布在藏北高原的柴达木盆地及其周围干旱闭流的高原腹地。一些大中型湖泊都是在构造裂带的基础上发育而成的,只有少数冰川湖或堰塞湖分布在山地和峡谷地。青藏高原南部的黄河上游,构造盆地宽阔平坦,有不少湖泊分布,其中札陵湖、鄂陵湖是青藏高原最大的淡水湖,也是黄河流域仅有的两个大型湖泊。

3. 蒙新高原湖区 蒙新高原湖泊面积约占全国湖泊总面积的 12.2%,大型湖泊常成为内陆盆地水系的最后归宿。由于蒸发量超过湖水的补给量,湖水不断浓缩,逐渐发育成闭流性的咸水湖或盐湖。

4. 东北平原—山地湖区 东北的湖泊总面积约占全国

湖泊总面积的 5.4％，入流水量比较丰富。本区湖泊大多受火山活动的影响，如牡丹江上游的镜泊湖，德都县五大连池和长白山地区的长白山天池等，都属于这一类的湖泊。

5. 云贵高原湖区　云贵高原湖泊的面积约占全国湖泊总面积的 1.4％，主要分布在滇中和滇西地区，以中小型淡水湖泊为主，以风景秀丽而闻名。区内湖泊多为构造湖，此外，碳酸盐类岩层经水的溶蚀后，对湖盆的发育也起着辅助作用。

湖泊形成以后，一直处于不断地运动和变化之中。一些湖泊形成和壮大了，而另一些湖泊则萎缩成为沼泽或消失了；也有许多淡水湖逐渐咸化，乃至变成盐湖。目前，我国除少数湖泊因近期该地区气候渐趋湿润或人工筑堤建闸，使湖面有所扩大外，绝大多数湖泊均处于自然或人为作用下的消亡过程中。造成湖泊演化的主要因素是气候因素、人为因素和泥沙淤积等因素，但在生产力比较发达的今天，人为因素对湖泊演化的影响更为突出和更为快捷。

（二）湖泊景色

湖泊是自然旅游资源，在人们的审美世界中占有举足轻重的地位。与动态的河流不同，其景色美感首先在于静态的湖光山色，水天一色的湖泊视野开阔，使人心旷神怡。湖泊旅游地，既有优美的自然风光，又有丰富的历史文物、古迹。一个风景名山，若有湖泊的依偎或环抱，则更显山清水秀，其风光才益显绚丽多姿，生机盎然。

有人说，湖泊是大地的眼睛。的确，尽管湖泊有各种形状，站在高处俯瞰，它们真仿佛是大地的眼睛，是像人的眼睛一样充满智慧、生机和灵气的大地之眼。洞庭湖雄阔，鄱阳湖奇伟，太湖深秀，西湖妩媚，每个湖泊各有自己的不同特征。湖泊所具有的形、影、声、色，以及她与日月相辉映、与山石相配合所形成的和谐之美，给大自然增添了无限风采。与山脉的伟岸崔嵬、沉雄苍郁相比，湖泊具有清绮淡逸、灵秀幽深的品性，更有一种纯洁、安宁、柔静的温情。如果说山脉具有无与伦比的阳刚之气，湖水就达到极致的阴柔之美。

湖泊形态千变万化，素有"大地明珠"之称。有的地区湖泊星罗棋布，有的串联如带，有的湖泊深居群峰环抱、层峦叠嶂之中，有的静卧原野，烟波浩渺。人们常用明镜、明珠、湖光山色来形容自然风光的明媚多姿。湖泊自然环境优美是以水为中心，水面如镜，四周山色尽入湖中，景色幽雅。湖泊景观千姿百态，大湖泊有烟波浩渺之势，小湖泊有秀丽娇艳之姿，有的湖泊湖水如镜，有的清波涟漪。大湖泊面积广阔、水天一色，晴天登高可一览空阔壮丽的景色。鄱阳湖是中国第一大淡水湖，浩瀚万顷，水天相连。湖之西是避暑胜地庐山，湖中大孤山状如鞋，陡峭峥嵘，景色秀丽，登其上，匡庐山色，鄱阳水光尽收眼帘，令人目酣神醉。湖出口处的上、下石钟山，临江滨湖，水石相击，声若洪钟。洞庭湖为中国第二大淡水湖，登上湖边的岳阳楼，可饱览"衔远山，吞长江，浩浩荡荡，横无际涯，朝晖夕阳，气象万千"的湖光景色，使人飘飘欲仙。

高山湖泊水面时静时涌，雪山倒影，具有高山平湖的风姿。天山云地一池碧水，镶嵌在崇山峻岭之中，映照着蓝天白云，近处山林葱郁，远处白雪皑皑，景色无比壮丽，像一幅浓彩油画，层次分明，色彩绚丽，耐人寻味。

我国许多大湖因其烟波浩渺、水天相连而成为著名的旅游胜地。杭州西湖之美名扬天下，扬州瘦西湖、济南大名湖、嘉兴南湖、武昌东湖和南京玄武湖都是风光旖旎、景色宜人和引人入胜的名湖。水天一色的湖泊，碧波帆影，山水交辉，浑然一体,构成一幅幅富含诗情画意的天然美景,使人心旷神怡,流连忘返。湖光山色的清新,明媚和婀娜多姿常给人们一种大自然美的享受。湖泊之美早已为古人所传颂,我国古代文人行吟泽畔,留下难以数计的诗文词赋。建筑亭台楼榭,使之与湖光山色相映生辉。这些由湖泊而产生的诗文词赋、亭台楼榭、横联碑刻、轶事传说,千百年来融合、积淀成我国独特的湖泊文化,它与山岳、江河文化一起构成了中国山水文化的主体。

北宋大文学家苏东坡写下了赞美杭州西湖的著名七绝“水光潋滟晴方好,山色空蒙雨亦奇。欲把西湖比西子,淡装浓抹总相宜”。西湖面积难以与鄱阳、洞庭等湖相比,但它拥有得天独厚的地理位置,山环水绕的自然环境,妩媚动人的山容水貌,以及与之相关的历史与传说,这些使得西湖成为湖泊风景名胜的典型代表。董必武同志咏镜泊湖诗称“泛舟南北两湖头,到处清幽不用求,水碧山清宜入画,游人欣赏愿勾留”。

(三)湖泊养生功能

湖泊的气候具有空气湿润、冬暖夏凉、日爽夜不寒、空气清新、含有大量负离子等特点,有与海滨气候相似之处。但湖泊日光辐射、反射和风速均不过于强烈,气候刺激性较小,是养身保健的良好环境。湖泊气候是由于水陆的热力学差异,在湖泊与其附近地区形成了湖陆风环流,使热能水分在水陆之间产生交换。湖泊对其附近地区气候的调节作用产生了湖泊效应。由于湖区气温年较差小,气温日变幅、年变幅小,最适于中老年人旅游休憩。湖泊气候使心肺功能增强,尤其适于患哮喘等呼吸道疾病的人疗养。对慢性消化道疾病、心血管病、某些慢性呼吸系统疾病等都有较好的治疗作用。

湖泊空气新鲜,湖畔的空气中氧气充足,并由于湖面水波荡漾激起浪花,使湖区空气里富含一种被医学家称之为"长寿素"的带负电荷的负氧离子。经常呼吸这种新鲜空气,可引起人体各种相应的良性生理反应,有镇静、镇痛、止咳、催眠、降压、消除疲劳、调节神经等功效,有益于人体健康。

湖泊阳光充足,阳光与空气一样,也是保障人体健康不可缺少的因素。日光可使人获得健美的皮肤,红润健康的面容。人体经日光中紫外线的照射后,可以增强皮肤和内脏器官的血液循环,血流畅通,促进体内的新陈代谢旺盛,提高免疫力,起到预防疾病的作用。

城市噪声已构成严重的环境污染,这对中老年人的健康尤其有害。经常到空旷恬静的湖泊水域散步、垂钓,幽静的环境能消除两耳的疲劳,有助于保持良好的听觉功能,耳聪者多长寿。

利用湖水锻炼身体,不仅能使皮肤洁美,更能提高心脏、肺脏等内脏器官的功能,使肌肉发达,关节灵活,改善代谢、循环、呼吸、睡眠状态,达到舒展筋骨,畅通气血,医疗保健,强身壮体的目的。

由于风景秀丽的湖泊历来受到人们的重视,因此,在其周围积累了历代的名胜古迹和景点建筑,更增添了湖泊的艺术美和旅游价值。湖泊不仅自成其构景系统,而且对其他构景系统具有显著的衬托和美化作用。

湖泊水面不仅可开展游泳、泛舟、滑水、垂钓、水球、舢板、帆船等体育运动,增强体质。同时,还能陶冶情操,培养耐性、韧性,使心胸开阔,心情愉快,有助于学习和工作效率的提高。

(四)我国主要名湖

我国主要名湖不下数十个,各类湖泊均有,列入国家风景名胜区的湖泊有黑龙江镜泊湖、五大连池、无锡太湖、杭州西湖、千岛湖、武汉东湖、肇庆星湖、九寨沟湖群、天山天池、滇池、青海湖。其中杭州西湖、九寨沟、五大连池被列为全国著名旅游胜地。

1. **最大的咸水湖青海湖**　位于我国青海省东北部。它浩瀚缥缈,波澜壮阔,是大自然赐予青藏高原的瑰丽珍宝,也是青海省名称的由来和象征。青海湖地处青藏高原,这里地域辽阔,草原广袤,河流众多,水草丰美茂盛。湖的四周被四座高山环拥,北面是宏伟壮丽的大通山,东面是巍峨雄壮的日月山,南面是逶迤连绵的青海南山,西面是峥嵘嵯峨的橡皮山。举目四顾,四座高山犹如四幅天然屏障,从山下到湖畔则是苍茫无际的千里草原,碧波连天的青海湖像一个巨大的翡翠玉盘镶嵌在高山、草原之间,构成了浓墨重彩的西部风景画。

2. **最大的淡水湖鄱阳湖**　位于江西省北部、长江南岸,是我国第一大淡水湖。鄱阳湖是由长江迁移而形成的河成湖。它还是一个季节性变化巨大的吞吐型湖泊。每年春夏之交,湖水猛涨,水面迅速扩大,但见碧波万顷,浩淼无际;秋季时,秋水共长天一色;到了冬季,湖水剧降,湖面骤然缩小,只见水束如带,黄茅白苇,旷如平野,只剩下些雁泊小湖嵌入其中,这时的湖泊面积仅有140余平方公里。鄱阳湖湖水主要依赖地表径流和湖面降水补给。主要入湖河流有赣江、抚河、信江、饶河、修水、博阳湖和西湖,出流经蛎子口出湖口,北注长江。由于鄱阳湖季节性变化大,冬春季有大量滩地出露,滩地上生长的大量水生动物是禽类佳饵。所以,每年冬季,大批珍禽来此过冬。这些珍禽中有国家保护的一二类鸟类,如白鹤、白枕鹤、白头鹤、白鹳、黑鹳和小天鹅等。国家在此设立了候鸟保护区。每年冬季来候鸟保护区——这个"候鸟乐园"、"白鹤王国"的观赏者络绎不绝。

3. 最高的湖泊纳木错　纳木错是藏语"天湖"的意思,它位于西藏拉萨市以北当雄和班戈两县之间。湖南侧是雄伟壮丽的念青唐古拉山,北侧和西北侧是起伏和缓的藏北高原。湖周雪峰好像凝固的银涛,倒映于湖中,肃穆、庄严。湖中有5个岛屿,东南面是由石灰岩构成的扎西多半岛,半岛上岩溶地形发育,有石柱、天生桥、溶洞等,景色美丽多姿。湖的周围是广阔无垠的湖滨平原,生长着蒿草、苔藓、火绒草等草本植物,是水草丰美的天然牧场,全年均可放牧。夏天的纳木错最为欢腾喧闹,野牦牛、野羊、野兔等野生动物在广阔的草滩上吃草。无数候鸟从南方飞来,在岛上和湖滨产卵、孵化、哺育后代。湖中的鱼群时而跃出水面,阳光下银鳞闪烁。牧人扬鞭跃马,牛羊涌动如天上飘落的云彩,高亢、悠扬的歌声在山谷间迴响,幽静安谧的纳木错生机勃勃,意趣盎然。

4. 最低的湖泊艾丁湖　湖水面海拔负155米,是我国海拔最低的湖泊。艾丁湖维吾尔语意为"月光湖",以湖水似月光般皎洁美丽而得名。它位于新疆维吾尔自治区吐鲁番东南30公里,吐鲁番盆地最低洼处。

5. 最长的湖泊班公错　为明媚而狭长的湖泊,东西长约159公里,是我国最长的湖泊。它位于西藏自治区日土县与克什米尔交界处,由东段的昂拉锐错、中段的倪雅光错和西段的鄂姆博错所组成。班公错像条狭长的碧玉镶嵌在重峦叠嶂的群山之中,湖的南北有著名的喀拉昆仑山系和冈底斯山系,山巅云雾缭绕,冰雪皑皑。

6. 最深的湖泊长白山天池　位于吉林省延边自治州、中朝两国交界处的长白山之巅,是我国第一深水湖和面积最大的火山口湖。周围重峦叠嶂,是由已熄灭的火山口积水而成,火山经过多次喷发,火山口被不断扩大而形成典型火山口湖。火山喷出物堆积在喷火口,形成高耸的锥状山体。环火山口形成了16座海拔在2 500米以上的山峰,主峰白头山海拔2 794.2米。喷火口内因大量浮石被喷出和挥发性物质的散失,引起了颈部塌陷,形成漏斗状洼地,后积水成湖,遂成为壮观多姿的天池。

7. 风光旖旎千岛湖 原名新安江水库,位于浙江省淳安县境内的新安江上游,实际上是一个大型水库。千岛湖气魄雄伟,景色壮丽,以山青、水秀、洞奇、石怪而著称。湖上岛屿星罗棋布,共计1 078个,并各具特色。湖心的龙山岛上建筑有明代海瑞祠。湖东的窖山岛,林木茂盛,清泉甘洌,宛如"蓬莱仙阁"。铁帽子岛峭崖陡立,鸟岛群鸟群巢,桂花岛和桃花岛花果飘香,羡山岛奇岩耸立,相传常有老虎出没,置有老虎洞,放置三个石老虎以吓退真老虎。泛舟千岛湖上,恍如进入一个绿色的仙境,正如唐代诗人李白颂吟新安江的诗句"人行明镜中,鸟度屏风里"。千岛湖旁还有华东第一石林之称的赋溪石林。毛主席七律和柳亚子先生中的美妙诗句"莫道昆明湖水浅,观鱼胜过富春江"即借用此典故。

(五)游览湖泊注意事项

1. 先选择好你要去的湖泊,准备好地图。

2. 徒步环湖游,要做好各方面的准备,如带个人小帐篷、手电等。

3. 要备足治疗各种常见病的药品,如晕车药、肠道病药、防蚊虫药等。

4. 不准捕食湖中野鸭及其他国家保护动物,严禁采集各种动植物标本。

5. 要充分尊重当地少数民族的宗教及生活习惯。

6. 在湖泊水域游泳时,切忌贸然下水,凡水域周围和水下情况复杂的都不宜下水游泳,以免发生意外。

二、江河景观与养生

江河是地球的血脉。水天一色的江河与沿岸的山林风光,丰富多彩的人文景观和谐结合,形成了秀丽多姿、景象万千的景观。在河流的上游,河面狭窄,水流湍急,奇峰、峡谷幽深,山光水色,瀑布深潭,急流险滩,摄人心魄;而河流下游则水面展宽,时而贴近山麓,时而展延平川,形成风景各异、魅力无穷的旅游景观走廊,如我国的长江、黄河、漓江等。

(一)江河简介

河源是河流的发源地。河流发源于冰川雪山、湖泊沼泽或泉眼,源头人迹罕至,具有原始神秘的景观特征。

河流与人类历史的发展息息相关。古代文明的发源地都与河流联系在一起。大河的冲积平原和三角洲地区是人类社会、经济、文化的发达地区。

我国江河众多,许多大河源远流长,大小河流数以千计,总长度超过 42 万公里。主要河流 2 000 余条,流域面积在 1 000平方公里以上的就有 1 580 多条。流域面积 100 平方公里以上的有 5 万余条,大于 1 万平方公里的有 79 条。

我国河流长度超过 1 000 公里的大河有 20 条,河流长度超过 2 000 公里的河流有 8 条,其中 6 条发源于西部地区,即长江、黄河、澜沧江、塔里木河、雅鲁藏布江和怒江。河流是地球表面淡水资源更替较快的蓄水体,是人类赖以生存的重要淡水资源。

最具旅游意义的河流景观,即观光河段,是指河水清澈,河谷形态奇特,两岸植被茂密,景色优美,近岸地带人文资源丰富,可进行岸边或水上旅游的河段。可归纳为以下几类:

1. 沿江有景的河流 这类河流分布广泛,我国许多河流具此特征。不同河流由于所处地理条件的差异,表现出不同景致;同一条河流由于流经地区的地貌、气候的差异,中、下游各段也表现出不同特征;同一河流的同一河段也因季节变换,表现出不同景致。

沿岸有地质景观的河流、河段,也具有重要的旅游意义,主要是指江岸石矶、江心洲、岛屿等。如哈尔滨市松花江太阳岛,以碧水环抱的原野风光为特色,是我国著名的避暑游览胜地之一。马鞍山市采石矶、南京燕子矶、岳阳城陵矶合称"长江三矶",也是著名的旅游景区。郑州黄河游览区位于郑州市郊的邙山,北邻黄河,南依岳山,已开放四大景区 36 个景点。

2. 沿江有旅游名城的河流 这类河流开发历史悠久,沿河附近旅游名城相间分布,著名的如长江、黄河、江南运河、钱塘江及其支流、湘江、赣江、漓江、松花江等。长江沿岸分布着110 多座大中城市,其中著名古城、工商业城市和风景名城有上海、南京、安庆、宜宾等。长江干支流航运里程 7.9 万公里,有 3 万公里可通机动船,水上交通十分方便,为旅游创造了条件。

江南运河流经太湖流域,沿河古城、工商业城市和旅游名城有杭州、嘉兴、苏州、无锡、常州、镇江等。

黄河及其支流沿岸的咸阳、西安、洛阳、开封,是声名显赫的历史古都;兰州、银川、包头、呼和浩特、济南等城市,既有大量名胜古迹,又具现代化都市风情。开辟这些河流的乘船旅游,游人既可欣赏两岸自然风光,又可游览沿线城市风貌。

3. 沿江有景的峡谷　　峡谷是由于新构造运动抬升,流水、冰川的切刻作用而形成的谷地狭深、两壁陡峭的地质景观。峡谷能产生一种空间视觉对比效果,让人感受到一种自然变换的韵律美。加之峡谷两岸人迹罕至,自然风光多姿多彩,因此峡谷往往成为众人向往的旅游胜地。长江三峡、虎跳峡、三门峡、青铜峡等都为著名的风景区。按峡谷的断面形态,可分嶂谷、V型谷、"一线天"等。

(1)V型谷:V型谷通称峡谷。我国川西、云贵高原和西藏等地区,峡谷地貌突出。金沙江、沙鲁里山、雅砻江、大雪山、大渡河、邛崃山等地区,峡谷地貌极为典型,构成中外闻名的高山峡谷区。位于云南丽江纳西族自治县永狂乡石鼓山的虎跳峡,长20多公里,水位落差213米,共有险滩18处,最窄处仅30米,高差3 900米,是世界最深的峡谷之一。位于西藏林芝县和墨脱县境内的雅鲁藏布江大拐弯峡谷,峡谷江面海拔2 300米～2 800米,平均切割深度大于5 000米,最深处在南迦巴瓦峰之间,深达5 382米,堪称世界第一大峡谷,峡谷长达494.3公里,河床宽74米～200米。雅鲁藏布江峡长42公里,宽20米～40米,落差300米,也是较大的峡谷之一。贵州遵义乌江上游的六广七峡,长40公里,有25景。

川东、鄂西地区,峡谷地貌十分发育。著名的长江三峡,西起重庆奉节白帝城,东到湖北宜昌南津关,全长193公里,由瞿塘峡、巫峡和西陵峡构成,堪称四百里天然画廊。瞿塘峡悬崖壁立,雄伟险峻,自白帝城至大溪,长8公里。巫峡姿态秀丽,妩媚动人,自大宁河至官注口,长45公里。西陵峡滩多水急,迂回曲折,自香溪至南津关,长75公里。三峡之间的三段宽谷全长90公里。峡谷与宽谷形成一个完整的自然景观长廊。三峡中又包括数段小峡谷,即风箱峡、错开峡、金盔银甲峡、铁棺峡、兵书宝剑峡、牛肝马肺峡、灯影峡、黄猫峡等。

(2)嶂谷:我国有许多嶂谷景观。著名的有重庆市奉节县开井峡地缝,河北赞皇县嶂石岩嶂谷,贵州马岭河嶂谷。云南怒江双腊瓦底嶂谷长达几百公里,可称我国最长的嶂谷。

嶂石岩有一奇特的环环相套的指状嶂谷,与巨型城垣状丹崖相垂直,形态各异。谷的顶端易形成有回音效果的环形陡壁,成为国内最大的天然回音壁。该处已被列为国家级风景名胜区。

重庆市奉节县长江南岸的天井峡地缝,其深度在 200 米以上,宽度仅几米,缝口宽 10 米~30 米,全长 5.5 公里,是目前世界上已发现最深、最窄的地缝式岩溶峡谷奇观。现已成为旅游观光的好去处。

在江河中,有三种特殊的类型也具有突出的旅游价值,它们是涧溪、地下河和有神秘奇特功能的河流。涧和溪一般居于山间谷地,其水源为降水或高山冰雪的融化水,河水随山势径流、转折,最后汇入大河或湖泊。涧溪的水势变化较大,有时洪水滔滔,有时可能干竭无水,涧溪多峡谷、深潭、瀑布;两岸峰峦突兀,造型奇特,再配以涓涓细流和鸟语花香,其景美不胜收。地下河又称"暗河"、"伏流",一般发育在大面积的石灰岩地区。地下河以其独特的成因、景观吸引大量的游客。具有奇特功能的河流,如香河、甜河等,对游人具有极大的吸引力。

(二)江河养生功能

江河湖滨气候疗养地主要分布在长江中下游等流域,如太湖、淮河、珠江、钱塘江、漓江、松花江等江滨。江河地带气候温和,湿润宜人,空气清新,负离子含量高,为我国著名风景江河疗养地。

疗养区临江傍水而建,以水饰景,依山傍水,树竹成荫,环境幽静。适宜各种职业人员的保健和慢性病疗养,尤其是神经衰弱、失眠等症,对呼吸、循环及运动系统的慢性疾病等疗效也较显著。

江河景观以湖光山色,繁花似锦,扁舟荡漾为特点,优美的景观可消除精神紧张和心理矛盾,稳定情绪,改善睡眠和增进食欲。对于大脑过度紧张或心理失衡引起的某些心身疾病,如高血压病、冠心病、自主神经功能失调、消化性溃疡、更年期综合征等有良好的治疗作用。

江河水边柔和的微风,可对人体裸露的肌肤做轻柔的按摩,使皮肤神经及血管兴奋,有益健康。

从江河上游到下游,能够开展源头探险、漂流泛舟、划船、游泳;观赏各种河流风景,如三角洲、河岸、峡谷、跌水等;观赏文物古迹、滨水建筑物等与江河相关的一切景物。这些对旅游者均有神秘的吸引力。

(三)我国主要名江、名河

1. 长江　闻名于世的东方巨流长江,是一条大动脉,横贯神州大地,如气势宏伟的矫健苍龙,伸展于千回百转的崇山峻岭。万里长江同黄河一样,是我们伟大祖国的象征,也是中华民族的骄傲。

长江无论是长度、流域面积,还是径流量,在我国河流中均雄居首位,是中国的第一大河,也是世界著名的河流之一。

长江的源头,深入到号称"世界屋脊"的青藏高原腹地,发源于唐古拉山主峰格拉丹冬雪山西南侧的沱沱河。格拉丹冬雪山的周围,簇拥着 20 座海拔 6 000 米以上的雪峰,共同组成一个庞大的雪山群。远远望去，群峰耸峙，气象万千；近处细看，格拉丹冬雪山则像玉雕的尖塔，直插云天。雪山群的冰川融水，成为万里长江的最初水源。

从雪山奔泻而来的长江，时而如利剑穿崇山峻岭，时而又如彩带蜿蜒于千里平原，或激越雄壮，或清绮秀丽。沿途所过，众多的名山胜迹各具风姿，令人目不暇接。

瞿塘峡雄伟险峻，巫峡幽深秀丽，西陵峡滩多水急，尤以巫峡中仪态万千的峰峦最为引人入胜，所谓"放舟下巫峡，心在十二峰"。著名的巫山十二峰，被极富想象力的人们描绘、比喻成十二位天上仙女的化身。

2. 黄河　为中国第二大河，全长 5 464 公里。它从源头的涓涓细流，沿途汇集了 40 多条主要支流和成千上万条溪川，形成每年平均约为 480 亿立方米水量的滚滚洪流，一泻万里。它的流域面积为 752 443 平方公里。它源出青海省巴颜喀拉山北麓的约古宗列盆地，由此东流，经青海、四川、甘肃、宁夏、内蒙古、山西、陕西、河南、山东等九个省、区，在山东省垦利县注入渤海。其间，有水草丰美的天然牧场，有风光绮丽的高山峻岭，有广阔无垠的肥土沃壤，有雄浑粗犷的黄土高原，有一马平川的关中平原，有历史悠久的三大文明古都，有丰富的物产和地下宝藏。整个黄河流域，耕地 3 亿多亩，生息着 1.1 亿各族人民。

3. 漓江　"人间仙境"是漓江，漓江连着"甲天下"的桂林。漓江白天云雾飘渺，夜间月色朦胧、渔火点点，晨昏彩霞斜照、清如玉带、如诗如画而闻名于世。

4. 雅鲁藏布江　藏语的意思是"高山流下的雪水"。全长 2 057 公里，在全国名流大川中位居第五；流域面积 240 480 平方公里，居全国第六；流出境外的年径流量为 1 400 亿立方米，次于长江、珠江，居全国第三位，天然水能蕴藏量达7 911.6万千瓦，仅次于长江，居全国第二。天上有一条银河，地上有一条天河，被称为"天河"的雅鲁藏布江，从雪山冰峰间流出，又将冰液玉浆带向藏南谷地，使这一地带花红草肥。繁衍生息于此的藏族人民，创造出绚丽灿烂的藏族文化，是我们多民族国家文化瑰宝中的重要组成部分。

（四）漂流与三峡游览注意事项

1. 漂流注意事项

(1)任何时候都要着救生衣、带头盔。

(2)确保设备处于良好状况。船外侧没有松动的绳索缠绕。带上修理箱、空气泵和安全绳。

(3)参加有组织的团体出游。每条船都依次在它后面一个可以看见的距离内，船与船之间保持一个安全的距离，以免在急流中碰撞。

(4)停一只船在所有主要急流下方，以便提供必要的帮助。

(5)不要尝试漂流那些困难大的河流。急流探险是一个团体的努力，参与者要有合作精神。

(6)穿泳衣外加沙滩服，着凉鞋。

(7)漂流时不要携带相机、手机、手表、行包等任何物品。

2. 三峡旅游注意事项

(1)瞿塘峡、巫峡、西陵峡及其中的景点如"神女峰"均在船上观看，但观看的位置非常重要，听从随团导游的安排，以获得最佳观赏位置。

(2)需要下船游览的景点，注意听船上广播和导游的忠告，记住游轮停靠的码头和游轮开航的时间，您必须在开航前返回游轮。

（3）在船上要注意人身安全。船行江中,注意坠江事故的发生,特别要看管好自己的小孩。

（4）丰都鬼城游览时尽可能乘坐索道上下,这样您的游览时间相对较多,如果步行上下,比较浪费时间。

（5）上岸游览的景点几乎都需要步行上坡、上台阶,所以最好穿轻便的鞋子。

（6）三峡中风雨难测,所以雨具是必备的物品之一。

（7）船上观景时,由于江风较大,春秋季节应备薄毛衣或外套;冬季江上寒冷,应备厚衣物,如羽绒服等;夏季无碍,但需备墨镜和防晒霜。

三、瀑布景观与养生

瀑布有很高的欣赏价值,它将山水完美地结合在一起,形、色、声俱佳。瀑布,往往飞泻直落千丈而下,或遇石散开成长状而落,给人以雄、奇、险、壮之感。大的瀑布发出轰然雷鸣,涌雪堆玉,在阳光照射下会出现七色彩虹,以其磅礴的气势使游人惊心动魄;小的瀑布跳荡蹦溅似飞珠腾玑,如轻纱飘飞,声则若管弦丝竹,最后化为霏霏雨雾。它们与山石峰洞、白云蓝天、林木花草等协调结合,构成了美若仙境的奇妙世界。

（一）瀑布简介

瀑布的形成主要是地球内外应力综合作用的结果。由于地壳运动,形成断层和裂谷、火山爆发、熔岩漫溢而堵塞河道或湖口,再经水流的侵蚀或溶蚀作用,造成水流的垂直落差,便形成了瀑布,亦称"蹦跳的水",它是河流的一部分。

我国由于地形复杂,河流众多,是一个多瀑布的国家。瀑布大部分分布在秦岭、淮河以南的山地丘陵地带,尤其集中在浙、闽、粤、台等东南丘陵区域。云贵高原和广西地区以及四川盆地,这些地区受东南或西南季风影响,降雨量特别丰沛,地形复杂多变,喀斯特地貌广泛出露,故对瀑布的形成十分有利。东北地区,山高水长,火山活动频繁,也是我国火山熔岩堰塞瀑布的主要分布区。

　　瀑布类型多样,如在两条或多条河流上,由于主流水量和下切速度不同,支流河床高出干流河床形成悬河,称为悬河瀑布;因水流的溶蚀作用造成岩溶陡崖上的,称为岩溶瀑布。瀑布可在地表,也可形成于地下暗河和溶洞中。水流漫过熔岩阻碍河道,造成水流高坎下跌而形成熔岩瀑布。陡崖上堆积大量冰雪,夏季下部冰雪消融,上部冰块失去支持而崩落,其状如万马奔腾,声若巨雷轰鸣,常发生于西北高山地区,称"冰瀑"。

　　瀑布类型又可按瀑布的水流量的洪、枯、多、寡,将瀑布划分为常年瀑布、季节瀑布和偶发性瀑布。按瀑布的跌水次数可分为单级瀑布和多级瀑布。多级瀑布在我国有一定数量,如黄果树瀑布群中的天生桥瀑布、浙江莫干山的剑池飞瀑,均为两级型瀑布;浙江雁荡山的三折瀑飞瀑、江西庐山的三叠泉瀑布属三级瀑布;云南罗平瀑布,是一个五级瀑布;贵州黄果树瀑布群中的关岭瀑布是由七次跌水组成的七级瀑布;福建九鲤湖瀑布是一个著名的九级瀑布。从落差和级数上讲,我国瀑布之最的是台湾蛟龙瀑布,共分五级,最后一级落差 500 米左右,五级总落差 1 000 米左右。水量最大的瀑布是黄河壶口瀑布,其势若翻江倒海,成为黄河中游的一处胜景。最美的瀑布是四川九寨沟瀑布群,其中树正瀑布、诺日朗瀑布和珍珠瀑布,不仅本身造型美,而且瀑布有无数碧潭,各种色彩俱全,被誉为天下最美的水景,诺日朗瀑布最宽 140 余米,是我国最宽的瀑布。

据统计,我国各省、自治区的主要瀑布就达 200 余处。我国瀑布较多的地区是华东、华南以及西南的几个省区,它们是安徽、浙江、福建、广东、广西、贵州、云南和四川。其中以云南、台湾两省最多。

我国国家级风景名胜区中,以瀑布命名的风景名胜区有黄果树瀑布和黄河壶口瀑布。另 38 处风景区中均有不同的瀑布胜景,如黄山风景区的人字瀑、九龙瀑、白丈瀑,雁荡山景区的大小龙湫和三折瀑,庐山风景区的开先瀑布、香炉峰瀑布、黄龙潭、乌龙潭、王家坡瀑布、三叠泉瀑布,安顺龙宫风景区地下飞瀑,莫干山风景区的剑池瀑布,西樵山风景区的玉岩瀑布,天台山风景区的石梁瀑布,太姥山风景区的溪口瀑布、龙庭瀑布、赤鲤瀑布,奉化溪口雪窦山风景区千丈岩瀑布,长白山风景区的天池瀑布等,这些都成为风景名胜区中的重要旅游景点。

著名的暗瀑除安顺龙宫龙门地下飞瀑外,还有浙江金华的冰壶暗瀑、贵州瓮安县穿洞河瀑布、广西南丹县拉友地下河暗瀑等。最为奇特的瀑布,大概要数贵州的穿河瀑布,瀑布宽达 50 余米,高约 10 米,其间由巨大石幔隔开,形成三个天然的水帘洞,各具风采。

(二)瀑布景色

瀑布景观是水景中最为壮观的一种形态,以形、声、色三态之美先声夺人,与山石峰洞、林木花草、白云蓝天等环境要素协调结合,就形成具有独特的美学价值,给人以充满活力的动态美感,如同走进仙境的奇妙世界,因而是一种重要的水景旅游资源。挂挂瀑布,飞泻悬垂而下,给人以雄、奇、险、壮之感。"飞流直下三千尺,疑是银河落九天",瀑布构成的美景,古往今来都吸引众多文人墨客抒情吟诗。云游四海的诗仙李白便是如此,他飘逸的生花妙笔,把一个个飞流的瀑布描绘得绚丽多彩,有龙啸雷鸣、气势磅礴的"百丈素崖裂,四山丹壁开。龙潭中喷射,昼夜生风雷","飞湍瀑流争渲,崖转石万壑雷"。也有恬静淡然、柔柔潺潺的"天河挂绿水,秀出九芙蓉","野竹分青霭,飞泉挂碧绿"。像庐山著名的"三叠泉",它独特的流程并不像有些瀑布"一泻千尺"的轰轰隆隆直至脚下的大潭中,而是泉水从上面流下来先蓄在半山腰的小池间,然后流成若干山涧,最后"叮咚"汇于山脚。这也正是它名冠庐山瀑布的缘由。

在我国的崇山峻岭中,在山峦跌宕、岩壑纵横的地区,有许多绚丽壮观的水帘,从陡崖上飞泻而下,水质晶莹,像一条飘荡于天际的白练,音响如雷,气势磅礴,构成为大自然中独具一格的奇景。名瀑多源于苍峰翠峦之下,便又有了溪流、泉水和潭池,它们和瀑布一起形成交相辉映的自然美景。著名的黄果树大瀑布即是自70多米高的悬崖绝壁上飞流直泻犀牛潭中,它发出震天巨响,10里之外即闻其声,如千人击鼓,万马奔腾,使游人惊心动魄。正如数百年前明代地理学家徐霞客游至黄果树瀑布时所描述,水自"溪上石""漫顶而下","万练飞空","揭珠崩玉,飞沫反涌,如烟腾空,势甚雄厉,所谓珠帘钩不卷,匹练挂遥峰,具不足拟其状也"。九寨沟内被誉为"相思泪"的珍珠滩瀑布,牵动着游人心底的绵绵情思。而树正群瀑布更让人沉醉其间,意荡神迷。诺日朗瀑布是九寨沟风景的标志与象征。诺日朗藏语意为雄伟壮观,它浪花飞腾,金珠飞溅,犹如万千骏马发出生命的光和音,强大的力量,让人不能不慨叹大自然的鬼斧神工。

庐山的瀑布既有高挂前川、银河倒泻的飞瀑，又有温泉奔突、山峦苍松的映衬，让人赏心悦目和健身疗养并得。著名的瀑布不但对山峦起着画龙点睛的作用，而且为万树千花增添活力，使山岭郁郁葱葱、茂盛丰润，所以说水是山的血脉，水点活了山。瀑布对风景名胜区的形成具有相当重要的作用，而人们游览名山胜水、泉流飞瀑，自然是重要的一部分。"庐山之美，首推瀑布"，说明它山色绮秀、风光旖旎却以瀑布最为著名。诗人对庐山的描绘亦多以瀑布为中心，因为庐山瀑布从高高的山崖倾泻而下，穿过杂树密林，在日光折射下脱颖而出。"我疑天仙织素练，素练脱轴垂青天。便欲手把并州剪，剪取一幅玻璃烟"。就是形容庐山瀑布洋洋洒洒、水烟朦胧的仙境的。雁荡山的十八条瀑布美仑美奂，最要细细品味的是大龙湫边瀑布，体味"五丈以上尚是水，十丈以下全是烟"。的瀑布妙境。

瀑布的瑰丽就在于"居然化作十万丈，玉红倒挂清冷渊"，"一溪悬捣，万练飞空"的壮观气势。有些瀑布像万匹奔马，一股巨流翻滚咆哮，直泻而下；有些瀑布若一瀑垂帘，万串明珠，银光闪闪，飘然挂落；有些瀑布如鲛绡素绢，悬挂危崖，摧珠崩玉，翻崖飞下；还有些瀑布似银河天降，大海决口，天山雪崩，飞流直下。而旅游者面对这自然造化的尤物，心中感受和领悟的应该是它的神韵，达到身心舒畅、赏心悦目。这大概正说明为什么许多诗人及云游四海的旅行家能留下千古流传的名句和脍炙人口的篇章，原因在于他们有更深的心灵感受和更多的名胜阅历。

从不同角度去观赏瀑布美景，反映到心灵的感受迥然不同。远处对面平视瀑布，则白练当空高悬，上与天空云彩相辉映,下与幽深潭谷相接,而周围则以古树、突岩作衬托,动静结合的国画山水似乎就跃然纸上了。唐代诗人张九龄,在鄱阳湖口远望庐山瀑布时,描绘瀑布气势、风姿和神采:"万丈红泉落,迢迢半紫氛。奔流下杂树,洒落出重云。日照红霓,天清风雨闻。灵山多秀色,空水共氤氲。"近处从瀑布下端仰视,体会到山崖高峻陡峭,只见岩压半天,瀑布之水犹如天泻而成、激荡而降,大珠如银盘,小珠如烟雾,或落入玉盘谷潭,或溅入其身。加之雷鸣贯耳及弥漫缭绕的水烟,领略的当然是飞瀑的一泻万丈之勇,空谷传响之幽。而从上端往下俯视,则觉瀑布之水跌入深潭幽谷,诡秘莫测,令人悬念不止,形似随水而泻,略带微颤。还有更奇妙的是从白练的后面向外透视,可见晶帘之外的景物若隐若现,显得朦胧神秘。黄果树大瀑布的水帘洞就是这种观景的最佳之处,从游道入洞,置身其中,水帘漫顶而下,隔着玉洁晶莹的飞瀑水流向外眺望,瀑布对面的青山、绿树、茶楼……迷离恍惚,若隐若现,如置人间仙境之中,情趣无穷。穿越水帘洞,除了观赏以上奇景外,最令人叫绝的是从水帘洞的各个洞窗看犀牛潭的彩虹。这里看到的彩虹,不仅是双道彩虹,而且是动态彩虹(随人移动),实属自然奇观,同时也给游人带来了更为丰富奇妙的想象。

(三)瀑布的养生功能

瀑布的落差形成喷筒电效应,水喷溅时水滴被截断分裂,水分子分离后带正电,周围潮湿空气带负电,水喷溅时形成离子,能产生较多的负离子,它被称为"空气维生素",亦称"长寿素",对人体健康有一定益处。负离子多少,也是衡量空气是否清新的重要标准之一。据世界卫生组织的规定,负离子的浓度每立方厘米不低于 1 000～1 500 个为清新空气。在川流不息的瀑布飞溅的地方，每立方厘米空气中所含负离子可达 2 万个以上，所以瀑布附近地区空气特别新鲜，它可使机体代谢过程加强，并使人精神振奋，有益健康，利于康复疗养。

人对空气负离子的需要，在于生物体内的通电过程。生物体内的每一个细胞就是一个微电池，细胞膜内外有 $50\sim90$ 毫伏电位差，细胞电池只有在不断充电、不断放电的条件下，机体的神经系统才能快速、准确地把视觉、听觉等感觉信息传给大脑，并由大脑把命令下达给有关器官来执行，以保持机体正常的生理活动。细胞的电过程，需要借助于负离子的不断补充来维持。如果空气中负离子减少，细胞得不到负离子的补充，电过程的正常状态难以维持，则影响生物体的正常活动，甚至引起疾病。

在瀑布的自然条件下，瀑布周围的负离子，在一定范围内，保持一定的量。而这种动态平衡的量，被医学界科研人员认为具有辅助医疗价值。负离子可经过呼吸道或皮肤刺激引起神经反射，影响人体全身各系统，人吸入后感到轻松愉悦，使人精力旺盛，能促进新陈代谢，可提高工作效率，预防流感及增强机体抗病能力。负离子还对某些细菌和病毒有杀灭及抑制作用，负离子对肿瘤也有抑制作用。负离子可调节神经系统的兴奋与抑制状态，使大脑皮质的抑制作用增强，能改善睡眠，改善大脑皮质功能，产生镇静、安眠、降血压等效应。负离子还有去除尘埃、消灭病菌、净化空气的作用。在瀑布地区旅游及疗养，使肺换气功能增强，增加氧吸收量，气管粘膜上皮纤毛运动加强，适宜于慢性呼吸道疾病患者病体的康复。对心血管系统的作用在于使脉搏减慢、血压下降，对高血压、冠心病患者有益。负离子可治疗呼吸道疾病、萎缩性胃炎、萎缩性鼻炎、神经性皮炎、关节痛等，对气喘、烧伤、溃疡以及外伤患者的治疗也有促进作用。因此,我们应该多到有瀑布等富含负离子的大自然环境当中去,吸收负离子浓度较高的新鲜空气。

在盛夏之时,正值炎暑骄阳,热浪阵阵,而瀑布的局部地区形成较清凉的地方,特别是在瀑布下的泻潭幽谷附近,微小的水滴落在人的身上,和着一种微风拂面的感觉,使人凉爽镇静。在此时此地观光游览,则是赏景和避暑兼得。祖国医学认为,这种环境有濡润津液、安神、调和营卫的作用,使肺气通调,水道畅通,水湿之气下输膀胱。

瀑布按地质构造的不同分为岩熔瀑布、火山瀑布和高原瀑布等几种类型。因此,对人的医疗及疗养保健作用也因为不同的瀑布而有所不同。处在名山及高原的瀑布,在瀑布观景的同时,还有山地景观疗养的功效,心血管病、慢性肺部疾病、神经衰弱、偏头痛及慢性关节炎都是适应证。对于岩熔性瀑布,因溶解有大量的无机盐,如钾、钠、钙、镁、铜、锂、锶、锌、溴、碘等,有一定的矿化度,对肥胖症,运动系统疾病,神经系统疾病,早期轻度心血管系统疾病,新陈代谢功能紊乱,痛风,皮肤病等,均具有治疗作用。

(四)中国主要名瀑

1. 黄果树瀑布　黄果树瀑布地处贵州镇宁,坐落在珠江水系北盘江支流打帮河上游的白水河上。整个瀑布落差74米,宽81米,河水从断崖顶端凌空飞流而下,倾入崖下的犀牛潭中,水花四溅,势如翻江倒海。水石相击,发出震天巨响,声响如雷,气势磅礴,令人惊心动魄。有时瀑布腾起的一片水沫烟雾,雾气可升高50米～60米,漫天浮游。迷蒙细雾在阳光照射下,又化作一道道彩虹,幻景绰绰,奇妙无穷。瀑布对岸高崖上的观瀑亭有对联曰："白水如棉不用弓弹花自散,虹霞似锦何须梭织天生成",是对黄果树瀑布的生动写照。瀑布激起的水沫烟雾,高达数百米,竟使其周围经常处于纷飞的细雨之中。

瀑布后的水帘洞相当绝妙,134 米长的洞内有 6 个洞窗,5 个洞厅,3 个洞泉和 1 个洞内瀑布。游人穿行于洞中,可在洞窗内观看洞外飞流直下的瀑布。每当日薄西山,凭窗眺望,犀牛潭里彩虹缭绕,云蒸霞蔚;苍山顶上绯红一片,迷离变幻,这便是著名的"水帘洞内观日落"。以黄果树大瀑布为中心 20 公里直径范围内,分布着由 18 个大小不同、姿态各异的瀑布群,即"九级十八瀑"。著名的有陡坡塘瀑布、螺丝滩瀑布、银练坠潭瀑布、星峡飞瀑、滴水滩瀑布等。风景区内笔立的奇峰、深邃的峡谷,以及诸如"大瀑雄风"、"吼瀑报警"、"水帘摸瀑"、"红崖千古之谜"等形形色色的大自然奇观,构成一幅幅天然风景画,给雄伟的大瀑布凭添了诸多神韵。黄果树瀑布的水,随季节变换出种种迷人奇观。冬春季节水少时,瀑布铺展在整个崖壁上,不失其阔而大的气势,游人赞美它如银丝飘洒,豪放不失秀美。秋、夏水多时,如银河倾泻,奔腾浩荡,势不可挡,瀑布激起的水雾,飞溅 100 多米高,飘洒在黄果树街上,又有"银雨洒金街"的美称。

2. 壶口瀑布　黄河穿流于陕西、山西两省之间的高原上,由于受到来自山西境内吕梁山脉的影响,峡谷很多。在昕水河以南,黄河切过吕梁山西南端,河床宽度由 250 米收缩为 50 米,河水被夹于壶口般的地形中,而后骤然跌下 30 米深的槽,形成 20 米高的瀑布。气势若翻江倒海,拍击的响声似雷轰鸣,远传数里之外,成为黄河中的一处胜景。

3. 吊水楼瀑布　黑龙江省东南部的牡丹江上,由于火山喷发的玄武岩流堵塞了河道,形成了镜泊湖,湖水从其北面的两个熔岩裂缝口流出,因而形成了两个瀑布,即吊水楼瀑布。瀑布宽 40 米～42 米,高 20 米～25 米,景佳迷人,成为著名的瀑布胜景之一。

4. 长白山瀑布　又称天池瀑布。它位于白头山天池的北部。长白山天池是一个火山喷发口,在火山喷发停止后,熔岩冷却,火山口积水成湖泊。湖面积只有 10 平方公里,却深达313 米,湖水从北侧的一个 5 米宽缺口流泻而出,经过一段1 250 米长的峡谷之后,跌落在长数公里、宽数百米,状如葫芦的谷地中,水头高达 68 米,瀑布飞泻,宛如一挂白练。严冬季节,湖面封冻,瀑布成了一挂晶莹夺目的冰帘子,非常壮观。

5. 黄山瀑布　黄山瀑布是黄山的一大胜景,因降水丰富,地表水和泉水较多,飞泉、瀑布众多。其中以九龙潭、百丈泉、人字瀑等名气最胜。以九龙潭最为壮丽,因瀑成九叠,远看如 9 条白龙攀于峭壁深涧之间,声响如吼,令人叹为观止。古人赞美它:"飞泉不让匡庐瀑,峭壁撑天挂九龙。"它位于罗汉峰与香炉峰之间。人字瀑在紫云峰和朱砂峰之间分左右两路走壁下泻,因其形似"人"字而得名。

6. 北雁荡瀑布　包括大龙湫、小龙湫、珠帘、三折、燕尾、梅雨等。其中以大龙湫最美,郭沫若游雁荡写下了"奇峰传二百,大小有龙湫"的诗句赞其美景。大龙湫瀑布高达 190 米,悬臂凹向里,飞瀑悬空飘洒,随风轻荡,十分优美。清代袁枚"初疑天孙工织绵,雷梭抛掷银河处,继疑玉龙耕田倦,九天咳唾唇流涎。谁知乃是风水相摇荡,波回澜卷冰绡联。分明合并忽分散,业已坠下还迁延。"的诗,生动细腻地刻画了大龙湫的美景。

7. 庐山瀑布　庐山地处江西省北部,它北临长江,东濒鄱阳湖,一山独峙,群峰峥嵘,自然景色优美,是自古以来著名的游览避暑胜地。庐山的自然景观以瀑布最为著名,庐山瀑布除了它的自然神韵外,又以人文景观为内容,构成人文景观和自然景观融合,使瀑布和山岳和谐,飞泉云石交相辉映。其最著名的四五处,各有各的特点,如"飞流直下三千尺"的秀峰瀑布,呈阶梯状的"三叠泉","好似垂下玉龙涎"的黄龙泉。"三叠泉"顾名思义,就是它的结构呈现阶梯状三级。从五老峰、大月山峰汇集而来的山间泉水,经过山川石阶,折成三叠,全长近百米。每经一次山体断裂抬升便呈一级,依次类推,三次断裂抬升,便呈三级,很是漂亮。泉水从高高的山头凌空下泻,宛如一幅水帘悬挂空中。一叠如云如絮,喷薄吞吐;二叠萦回作态,珠进玉碎;三叠双管齐下,直下龙潭。从观赏角度来说,它不像有些瀑布,游人只能站在对面山峰叹惋不已。而三叠泉游人可以直至泉下,亲口享受它的甘甜和清凉,就近观赏那抛珠溅玉,洋洋飘洒的壮丽景色。另外,石门涧瀑布,以雄浑磅礴的气势,破门而出,似海啸涛鸣,长空惊雷。白鹤涧瀑布,如展翅飘逸的白鹤,未见其貌,即先闻其声。玉帘泉,不夺崖直泻,不离崖坠空,却是泉如散丝,旋雪斜飞,随风飘扬,落潭无声。马尾泉,因水势大,岩口窄,迫使泉水喷散数百缕,无数的银丝形如马尾。

(五)游览瀑布注意事项

1. 注意安全提示。壶口瀑布水面阔大,落差极大,水流湍急,尤其是在秋季,此时水面最大,瀑布最为壮观,但也最危险,因此一定要听从管理人员的意见,远离危险区。

2. 到瀑布的风景点游玩,要掌握出现狂瀑的规律,见瀑布突然猛涨,应迅速撤离该风景点。

3. 壶口瀑布水雾极大,拍摄时极易造成镜头带雾,因此在拍摄时动作要快,尽量离瀑布远一些,拍摄雄伟壮观的瀑布,最好带上广角镜头,胶卷也尽量带足。

第五章 山岳、溶洞景观与养生

一、山岳景观与养生

登山是去山岳旅游的重要活动之一。登山可以增强体质，提高肌肉骨骼的耐受力和神经系统的灵敏性。在登山的过程中，人体的心跳和血液循环加快，肺通气量、肺活量明显增加，内脏器官和身体的其他部位的功能会得到很好的锻炼。此外，在山岳地区，太阳照射强烈，紫外线含量较多。由于远离污染源，气流活跃，因而空气清新，负离子含量大，能使人呼吸加深，肺活量增大，促进血液循环。同时高山景观雄伟，奇花异草丛生，鸟语花香，生机盎然，能给人以美的享受。山岳的气候景观，构成了奇特的山岳疗养环境，有助于身心健康和防病治病。

我国著名的山岳气候疗养胜地有浙江莫干山、山东崂山、泰山、安徽黄山和江西的庐山等。

（一）山岳地貌景观类型及分布

1. 类型

（1）花岗岩地貌景观：花岗岩质地坚硬，岩性较均匀，垂直节理发育，在流水侵蚀和重力崩塌作用下，常形成挺拔险峻、峭壁耸立的雄伟奇观。表层岩石球状风化显著，还可形成各种造型奇特的怪石,具有较高的观赏价值。

花岗岩由于节理风化、崩塌等作用,常形成峭壁悬崖、孤峰擎天、石柱林立等奇特景观。著名的如黄山莲花峰、炼丹峰和天都峰三峰鼎立,华山的东西南北中五峰相峙,天柱山的天柱峰,九华山的观普峰都非常典型。

被节理切割成方块的岩体棱角随着风化作用逐渐消失,形成馒头状、蛋状、球状块体,称为球状风化。球形风化景观,著名的有海南的天涯海角、鹿回头、"南天一柱",浙江普陀山的"狮石",辽宁千山的"无根石",安徽天柱山的"仙鼓峰"和黄山的"仙桃石",苏州灵岩山的乌龟注太湖等,都是著名的景点。最为典型者为山东的峰山,为古老的花岗岩石蛋地貌,年龄与泰山同。

(2)变质岩地貌景观:我国由变质岩构成的名山很多,大江南北分布广泛。著名的如泰山、嵩山、庐山、五台山、苍山、武当山、梵净山等。泰山以山体高大雄伟著称,尤其是由古老的杂岩组成的南坡,主体是由古老的花岗闪长岩体变质而成。梵净山相对高差达 2 000 余米,出露于群峰之巅,巍峨壮观。在风化、侵蚀等外力作用下,造就了无数奇峰怪石,如鹰嘴岩、蘑菇岩、冰盆、"万卷书"等。苍山由石灰岩变质后的大理岩构成,玉峰险峻,林木苍苍,犹如人间仙境。其他著名的变质岩还有江苏孔望山、花果山,浙江南明山等。

(3)砂岩峰林地貌景观:位于湖南省西北部的武陵源风景区,是我国独特的砂岩峰林地貌景观。它像一座天然的艺术宫殿,莽莽苍苍,绵延数百里,雄浑高大,气势磅礴。它是张家界森林公园以及索溪峪、天子山两个自然保护区的总称,共有 4 000 多处砂岩石峰,集神、奇、秀、野等特色于一体,峭壁万仞,千姿百态,世所罕见。

砂岩峰林景区出露地层为上泥盆纪云台组巨厚、质纯、坚硬的紫红色或灰白色石英岩。岩层平缓,北东与北西近于垂直的两组节理特别发育、集中,为塑造砂岩峰林地貌提供了良好条件。流水侵蚀和重力崩塌,加之物理风化、化学风化和生物作用,造就了峰林、峰柱、方山、石林、峡谷、嶂谷、幽谷等奇特的砂岩峰林地貌景观。

武陵原砂岩峰林景区山清水秀,奇峰异石妙趣横生,具有原始性、单一性、时间延续性和季节变换性的特点,纯属自然风光类型,相继被列为国家森林公园和世界级风景名胜区,并被载入《世界遗产名录》。

(4)火山质地貌景观:我国的火山质景观主要分布在东北长白山地区、小兴安岭南部、内蒙古高原、华北山地、长江下游、闽浙沿海、雷州半岛、海南岛、台湾、澎湖列岛及滇西等地。全国现有火山 1 060 座,仅东北地区就有火山 45 处,800 多座。我国富有景观魅力的火山地貌,大都是休眠火山,现成为旅游观光、疗养和科研的胜地。

2. 火山分布集中的地区

(1)东北地区及内蒙古东部火山:东北地区濒临环太平洋火山带,第三纪以来,经历了多期岩浆活动。区内火山数量之多,熔岩规模之大,火山景观之典型,均居全国首位。它们主要出现于东北平原的外围,其中有的是近 200 多年前才喷发形成,火山及熔岩地貌保存极佳,被称为"火山博物馆"。

吉林省火山主要有长白山火山群,辉南县东南的龙岗火山群和伊通火山群三个群体。由于喷发时代不同,形成的景观类型也有差异。长白山火山群形成了以长白山天池为主要火山通道的火山锥中的白云峰,海拔 2 691 米。天池又是火山口湖,火山喷出物堆积火山口周围,群峰环绕,湖光山影,景色绮丽,是一座雄伟而美丽的火山锥体。

龙岗火山群是我国火山口密度最大、最典型的地区。火山数量超过 200 多座,在火山体之间,镶嵌着 8 个璀璨的火山湖。

伊通火山群是位于松辽平原东部,在新第三纪形成的基性火山熔岩锥,它们多呈平地拔起、雄伟壮丽的火山造型。

黑龙江近代火山保存完好,许多火山具有旅游观赏价值。著名的五大连池因火山喷发,玄武岩流堵塞白河的河道,形成了五个串珠般的火山堰塞湖,五湖镶嵌于火山群中,映着蓝天,显得格外明媚。在镜泊湖附近的火山口内,可见"地下森林"及类似喀斯特的熔洞,都是火山活动形成的典型熔岩地貌。镜泊湖是因火山熔岩堵塞牡丹江而形成的堰塞湖,附近熔岩流动留下了 6 个熔岩洞穴。五大连池由 14 座火山锥组成,其中老黑山和火烧山,是我国最新、保存最完整的火山地貌景观。老黑山由熔岩和火山砂组成,中间火口呈漏斗状,深 140米。火烧山属爆炸型喷发,山下保存了大面积最珍贵的喷气锥和熔岩流动形成的不同规模台地。台地上有多种造型的原始熔岩流动构造,有的熔岩破碎后形成大面积石海,有的熔岩在沟谷流淌时形成多叉的熔洞,甚为奇特壮观,如仙女宫和白龙洞,最长可达 365 米。

兴安岭火山群是我国火山分布数量最多的火山群,其中阿巴嘎旗火山群最集中,有 204 个锥体。大秃葫芦是本区最新的一座火山,形成火口湖。阿尔山火山群在兴安岭腹地,有火山 44 座,大片熔岩台地,8 个火口湖和 6 个熔岩堰塞湖,保存着原始火山和森林自然景观。

大兴安岭西部的辉河火山群、绰尔火山群、阿尔盖宝力格火山群、达里火山群已属于内蒙古自治区境内。

已建立风景名胜区和自然保护区的火山有五大连池、镜泊湖、牡丹江牡丹峰。正在建设中的火山景区有嫩江南山、大椅山、西山等 23 座火山。

(2)台湾及东南沿海地区火山：台湾是我国火山活动最集中、最强烈的地区之一。自台湾东北的赤尾屿、黄尾屿、钓鱼岛，经北部的大屯火山群，到南部海洋中的火烧岛、兰屿一带，共有火山 70 余座，组成两列火山岛链。台湾北部的火山，形成两大著名的火山群，即大屯火山群和基隆火山群。大屯火山群最高峰七星山，源源冒出地热与硫黄。台湾已将该地区列为国家公园。台湾的台南、高雄、屏东等地还分布有 17 座活火山。

福建省福州地区地处环太平洋火山喷发带西缘地段，有许多火山口遗迹。有的火山口多年积水而形成"天池"，如福州峨嵋、罗源西山等地的天池，均很著名。特别是福建风迹等地的火山口，规模巨大，火山口直径 2.5 公里～3 公里，喷发和波及范围 40 平方公里以上。

广东省西樵山、雷州半岛、湛江市湖光岩都有火山熔岩、火山湖之类景观。雷州半岛和海南岛北部约有 100 座火山，其中以马鞍山、笔架山和湖光岩为代表。湛江市湖光岩为我国三大火口湖之一，湖面积约 2.4 平方公里，并有许多古迹和胜景。硇洲岛位于湛江市东南，属地质史上的火山地形区，面积 56 平方公里。

东南沿海一带著名的火山及熔岩还有浙江桃渚火山、天台县塞岩和明岩、莫干山、雁荡山、南雁荡山等。雁荡山、南雁荡山、莫干山属于中生代流纹岩地质景观，形成了一些造型奇特的石峰、石柱和洞穴。浙江东部三门湾和台州湾之间的桃渚风景区，是一座天然火山地质博物馆，有罕见的火山构造遗迹、熔岩峰林、石林和洞林景观。

（3）云南腾冲地区火山：位于云南西部高黎贡山西坡的腾冲火山区，是著名的火山分布地区之一，有 40 余座火山、80 余处温泉分布于县城周围。打鹰山是其中火山锥最完整的一座新火山，为我国罕见的高大火山。火山口直径 300 米～500米，深 94 米。此外还有马鞍山、大空山、小空山和黑空山等。腾冲地热田是中国大陆上惟一与火山活动相关的高温地热田，全区共有 62 个水热活动，最著名的有热海热田、瑞滇热田等，水热活动密度大，纯度高。

云南洱海东北部的鸡足山也是一座火山，由于造山运动形成的重叠断裂，导致熔岩同源多次宁静式喷发，构成了层复一层的山峦叠嶂的壮丽景观，是我国著名的佛教地。

（4）大同火山群：山西大同也是我国火山集中区之一，有火山 30 余座，著名的有阁老山、黑山、老虎山、牌楼山及胎火山分布区等。其火山锥体完整，是专业考察的重点地区之一。

（5）新疆和田县火山群：新疆和田县卡达西尔火山群，位于昆仑山北坡东苏巴什以南，克里雅河附近。据调查，至少有 11 座形态完整的火山和几十座子火山，熔岩面积达 250 平方公里。整个火山群处于海拔 4 600 米以上，是世界最高的火山群之一。火山熔岩形成的微地貌千姿百态，绮丽非凡。熔岩堵塞河流，形成两个堰塞湖。1951 年 5 月 27 日，阿马帕下火山突然喷发，持续数日，使锥体高达 145 米，这是我国大陆最新喷发的火山之一。

除上述火山之外，我国还有许多火山遗迹，如淮河流域嘉山女山湖附近有 9 座古火山口，安徽庐江火山岩、浮山火山岩景观，江西鹰潭火山岩盆地景观以及江苏南京六合子山，广东佛山王借岗，福建澄海牛首山，四川峨嵋山金顶等地的玄武岩石柱等火山岩地貌景观也各具特色。

（二）丹霞地貌景观

1. **丹霞地貌及其类型** 丹霞地貌成顶平、坡陡、麓缓的地貌形态，具有奇、险、秀、美的丹崖赤壁及千姿百态的造型。丹霞地貌具有整体感强，线条明快质朴，形态浑厚稳重，丹山碧水引人入胜的特点，因而有很高的游览和观赏价值，是我国重要的地质地貌旅游资源。

据统计，我国主要丹霞地貌区风景类型有石寨、石墙、石梁、石崖、石柱、石峰、峰丛、一线天、嶂谷、峰林、水蚀溶洞、造型地貌、天然壁画等共26类。位于广西资源县和湖南新宁县交界处的资源—新宁风景区和广东仁化丹霞山风景区各有20类风景类型，并列全国之首。

2. **分布及其特征** 中国的丹霞地貌分布广泛，而主要分布在东南沿海、云、贵、川、桂北、湘南、陇、冀北等地。目前已发现丹霞地貌350多处。较著名的有广东仁化丹霞山，桂北湘南资江、八角寨，福建武夷山，浙江方岩，江西圭峰、龙虎山，安徽齐云山，甘肃麦积山、崆峒山，贵州梵净山，四川江油窦山、都江堰市青城山等。

已列入国家级风景名胜区的丹霞地貌有广东丹霞山，江西龙虎山，四川青城山，安徽齐云山，福建武夷山，甘肃麦积山、崆峒山。国家级风景名胜区中有丹霞地貌景点的，有河北承德避暑山庄中的棒槌山、双塔山、罗汉山，山东蓬莱的天横山等。

广东省韶关市东北仁化县城南的丹霞山，由200多座奇山异峰组成，是世界上最典型和最大的丹霞地貌地区之一，也是地理上"丹霞地貌"一词的命名地。丹霞山为岭南第一名山，名列广东四大名山之首。在丹霞山周围，还有韶石山、大石山、金鸡岭等丹霞地貌。

位于广西资源县与湖南新宁县交界处的资新盆地，面积310平方公里，是我国已知发育丹霞地貌最大的地区，是目前正在开发的旅游区之一。现已开发了资江风景旅游区、八角寨风景旅游区、骐山风景旅游区及其周边区。这是中国丹霞地貌风景区中具有"大、多、长、密、厚"特质的最典型、最具代表性和最优美的风景区。景区中丹霞风景类型（20类）和风景点之多（250个以上），也居全国主要丹霞风景区之首。资江、八角寨丹霞景区面积达130平方公里，区内丹霞石峰林立，奇景变幻多姿，大小景点约150处，其中有许多属微观绝景。八角寨景观之奇妙，堪称"中国丹霞之魂"。

福建崇安武夷山是著名的丹霞地貌风景区之一。山体主要由白垩纪赤石群色砾岩和砂砾岩所组成，素有"碧水丹山"、"武夷山水天下奇"的佳誉。现已开发景点100多个，划为7个景区。

浙江永康县方岩、新昌穿岩十二峰、天台赤城山皆为丹霞地貌。

江西贵溪龙虎山，弋阳圭峰，吉安青原山，遂川泉江虎、狮、象山，赣州通天岩，龙南小武当山等，均为丹霞地貌风景名胜区。

四川盆地内具有丹霞地貌和主要旅游景点（区）近50处，其中10处在国家级风景名胜区内，两处为国家级文物保护单位，其余位于省、市级风景名胜区内。主要有都江堰市青城山、玉垒瓶口、剑阁城北剑门山、广元千佛洞、乐山凌云山、峨嵋山二斗岩、江津南四面山、忠县玉印山、洪雅县玉屏山以及大足县北山、宝顶山等。丹霞地貌主要分布于龙门山山前地带，长360公里，北宽南窄。砾石以碳酸盐类和硅岩等类为主。

此外,甘肃天水、平凉、兰州、武山及河北燕山等地也有许多丹霞地貌。

(三)山岳自然美景

我国幅员辽阔,是一个地形复杂的多山国家。据统计,我国的山地、丘陵约占全国土地的 43%。如果把山脉、丘陵和崎岖不平的高原都包括在内,中国山区的面积要占全国土地面积的 2/3 以上。山地类型众多,景观内容丰富,构成了自然风光的主体。山区有广阔的森林能调节气候;有各种各样的生物繁衍生息;有壮丽的风光和清新的空气为旅游者和疗养者所喜爱;有险峻的山峰和天然的雪场,吸引着大批登山爱好者和滑雪者;储蓄水源,有天然水库供人们生产生活。中山和低山丘陵因环境宜人、风景秀丽而吸引游人,高山和部分极高山则是科学研究和登山旅游的理想场所。群山之中还孕育着许多名山,名山既是大自然赐予人们的物质财富,锦绣山河的代表,又是民族历史文化遗产,古老文明的象征。祖国的名山大川可谓各具特色,游人对其人文景观叹为观止的同时,更留恋的是它的自然美景。如今,名山已经成为人们游览、观赏、休息、健身,进行爱国主义教育、科学研究和科学普及的重要场所。

杜甫在《望岳》一诗中曾叹道"会当凌绝顶,一览众山小"来形容泰山的雄伟壮阔。其著名的十八盘越往上走越陡峭,接近南天门时几乎成了直角,回首俯视山下,仿佛身在云端,飘飘欲仙。泰山日出更是盛境之一。清晨一轮红日喷薄而出,红彤彤的仿佛伸手可及,使人在泰山顶被这瑰丽景色迷醉的同时,心中禁不住也豪情顿生。雄伟首推泰山,奇险当论华山。"峭拔俊秀冠天下,奇险天下第一山",华山奇峰耸立,刺入云天,崖陡壁峭,无限美丽的风光却蕴藏在"奇险"二字上。然而华山越是奇险越是勾人心魂,引人欲一睹而后快。"巨灵咆哮劈两山,红波喷流射东海"、"西岳峥嵘何壮哉,黄河如丝天际来"。多少传说,多少文墨,说不尽的华山之险,道不完的秀丽风光。而它的神秘姿容,总给游人以深深的诱惑和征服的欲望。人们常说"自古华山一条路"绝非夸大其词。从华山峪口到回心石,千尺峰到云台峰,过擦耳崖再到苍坊岭、金锁关……最后到沉香劈山救母的西峰,每一处都在考验游人的胆量和气魂,处处都透着一个"险"字,游人也正是在这种惊心动魄中体会到征服的乐趣和快意。还有一类山是以秀美见长,主要以庐山和峨嵋山为代表。唐代诗仙李白在游名山大川之后曾惊叹庐山"予行天下,所游览山川甚高,俊伟诡特,鲜有能过之者,匡庐真天下之壮观也"。庐山山峦地势平缓,在峰岭之间的谷地相对宽展,而在边沿的山峰却极为陡峭,峡谷幽深,使整座庐山呈外陡上平的态势,所有这些悬崖峭壁、奇峰异嶂、深峡邃谷、飞瀑流泉,以及山间盆地、峰巅湖池,衬上万里长江、千顷鄱湖,组成了庐山瑰丽多姿的图景。峨嵋山是大峨山、二峨山、三峨山的总称。大峨和二峨两山远望宛若秀眉相对,"如螓首峨眉,细而长、美而艳"由此得名。另有一说,峨山美景,千姿百态。

我国有许多著名的一线天景观,如福建永安的桃源洞一线天,河北野三坡百里峡谷一线天,河北苍岩山一线天,安徽九华山一线天,北京云蒙山一线天,广西－湖南资江、八角寨景区一线天等。

其他著名一线天景观还有黄山一线天,苏州天平山龙门一线天,西樵山一线天,武夷山一线天,太姥山一线天等。

总之,风景名山的欣赏,需要久久观察,细细品味,融物与景，化景成情，才能真正领略到山岳景观的精髓。

在全国119个重点名胜风景区中，以名山为主体命名的64处，加上含名山的风景区总数达96处。庐山、泰山、峨嵋山、乐山大佛、武陵源、武当山已被列入世界自然遗产和世界文化遗产名录。鼎湖山、长白山、梵净山、神农架、搏格达峰、武夷山、天目山自然保护区是联合国教科文组织生物圈保护区内的网络成员。

风景名山是指自然风光秀美，景物奇特，供人欣赏、游览的山地、丘陵，具有丰富的历史文化内涵，富有综合观赏价值的自然景观实体。

名山具有的主要特点：

第一，自然美的审美观。东岳泰山之雄，西岳华山之险，南岳衡山之秀，北岳恒山之奇，将富有美感的名山自然景观，形象地概括为"雄、奇、险、秀"四个美学形象特征，阳刚之美，阴柔之美也是山岳生态景观的形象美的高度概括。每座名山都由这些基本形象按照自然的节奏和韵律，组成一个丰富多彩的美的空间结合体。这种美感当然与其地貌发育，植物覆盖，水体配合，气象变化等自然特点有关。泰山"五岳独尊"表现在山体的高大挺拔，刚健的轮廓线条及其峰峦的陡峭坡势的雄壮之美。泰山东临大海，雄居平原，在广阔、平坦的大环境衬托之下，其形象显得巍峨庄严，气势磅礴，山势垒叠，主峰高耸，故有"泰山天下雄"的口碑。给人心理上震撼、崇敬、愉悦的审美感觉。华山四壁陡峭如刀削斧劈，危峰峻岭，悬崖峭壁，陡坡深谷。山两侧皆为深渊，身临其境，往往战战兢兢，望而生畏，惊心动魄，在旅游者的视觉和心理上以"险"造出巨大的感情冲击，所谓"无险不奇"、"无限风光在险峰"。秀美是名山自然风景中常见的一种审美形态，指山岳的形态婀娜多姿，妩媚柔和,线条流畅,生机盎然和丰满清丽等特点。山峦起伏形成圆润的轮廓线条,较高的植被覆盖率,山石、土壤很少裸露,依附着一定数量的溪涧水体和烟云缭绕等。这些都能显示出山岳的秀美性格,如黄山绮秀,雁荡山灵秀等。秀美的形象给人轻松、舒适、清新悦目的审美享受。"幽"的形象多见于大壑深谷,森林覆盖丰厚的山体,透光率不大,空气洁净,景深层次多,人在其中有深不可测的感觉。蕴涵着幽曲、幽静、幽深的气氛,从而产生一种超凡脱俗、隐逸自乐的人景效应。幽静之美在于深藏,山景藏得越深,越富有情趣,越显得优美,"青城天下幽"。幽静给人宁静与舒适的审美愉悦。起伏连绵的山丘给人宽阔、远离的空旷之美,让人感到心胸开阔,美不胜收。

第二,历史文化价值。名山是历史文化遗产的重要组成部分。春秋战国时期盛行对山神的崇拜及帝王的封禅活动。南北朝出现了山水画,为名山增添了丰富的文化内涵。宗教在我国名山发展中起了重要的作用,包括寺观建筑,摩崖石刻,石窟造像,壁画雕塑等,成为我国名山风景的一大特色。自唐至宋,游览名山已蔚然成风,山水诗词、山水游记、山水园林等山水文化盛极一时。名山风景建筑中一些文人学士的别墅、书院等,给名山增添了许多儒家文化色彩。唐、宋、明、清时期,不仅对名山的观赏水平大大提高,而且出现了研究名山成因,探索其科学价值的科学家和先进地学理论。

第三,科学价值。名山是各构景因素的典型分布场所,为科学研究提供了基地。中国学者对各名山的地学进行了大量的科学研究,如庐山冰川,丹霞、喀斯特地貌,名山植被,以及规划和建筑等。

总之,名山既是自然的产物,又是历史文化的遗产;既是游览观赏的景观,又是科学研究的对象。名山具有美学、科考、历史、文化、旅游等多种价值。

（四）山岳的养生功能

1. 山地气候的医疗作用　山地的气压及氧分压低,可使呼吸加深,循环加快,肺通气量代偿性扩大,红细胞及血红蛋白增加,从而显著提高血氧含量,促进机体代谢功能和重要器官的灌注,增强机体的抗病能力。山地空气清洁,透过性好,阳光直射强度大,红外线、紫外线光照强而时间长,有利于钙、磷代谢,对老年人骨质疏松者有一定的康复及保健作用。山地海拔增高,紫外线辐射增多,有助于根治平原地区久治不愈的湿疹。山地空气中负离子含量高,对呼吸、神经、免疫、代谢等系统均有调节作用,可提高机体的适应能力和代偿能力。山地气候适于心血管疾病、慢性支气管炎、神经衰弱、糖尿病、贫血、结核病等患者休息和治疗。

2. 疗养健身　山岳成为避暑胜地,名山常建有疗养设施。山地植被覆盖率高,空气清新,海拔 1 000 米～2 000 米的山地,是理想的疗养胜地。在山岳地区,山上空气较稀薄,呼吸和血液循环系统都要加强代偿功能。山岳远离污染源,气流活跃,因而空气清新,负离子含量大,这就是山岳疗养气候。同时,高山景观雄伟,奇花异草丛生,鸟语花香,生机盎然,能给人以美的享受。山岳的气候景观,构成了奇特的山岳疗养环境。研究结果表明,山岳地区,由于紫外线辐射较多,能杀死病菌;人体受适量的紫外线照射后,皮肤黑色素氧化,抗病菌能力增强;适量紫外线照射对维生素 D 的合成、胃酸分泌、蛋白质代谢有较强的促进作用。同时,还能使血清中微量元素,如钙、镁等含量上升。在适量紫外线照射下,甲状腺、性腺活跃,有抗衰老的作用。还可以使人的大脑皮质抑制过程加强,具有镇静、催眠和降血压的作用。如果按照一定的疗程实行空气疗法，效果更佳。空气疗法最简单的是空气浴。方法是裸体或半裸体地卧于床榻或躺椅上，身体暴露于新鲜空气流通的地方，让空气充分接触人体，并做深呼吸。清新的空气对皮肤和呼吸道的神经末梢有刺激作用，增强神经系统功能和呼吸功能。空气浴疗时间可由每次数分钟逐渐增加至 20 分钟，每日 1～2 次，半个月为 1 个疗程。空气治疗适宜于健康锻炼，易患感冒者以及鼻炎、咽炎、气管炎、哮喘、贫血、体质虚弱、结核病等患者。而患有重症心肺疾患、冠心病、溃疡病、甲状腺功能亢进或体内有感染潜伏的人，不宜到山上疗养。

3. 高山疗法 高山疗法中医称为"山巅疗法"、"山之绝顶疗法"。此疗法具有宣肺解表，健脾开胃，祛湿解肌，行气化滞，抑躁除狂和安神镇静之功效。此疗法是利用 1 000 米～2 000 米的高山环境和气候对人体的特殊影响，促进疾病的痊愈和身心的健康，从而达到养生长寿的目的。

人的长寿虽然由各种环境因素、饮食及生活方式等所决定，但是长寿者多生活在海拔 1 500 米～2 000 米的山地条件下。在这些条件下可使人的生理功能活跃，呼吸加深，肺活量增加，血液循环加快，还能改善血液成分，加强机体氧化过程。树木的青枝绿叶散发着芳香性、挥发性微粒物质，具有一定的杀菌作用。山上溪流和瀑布附近有丰富的负离子，呼吸含有负离子的空气，有镇定情绪、预防气喘发作的疗效，对于呼吸、心血管、泌尿系统疾病均有辅助治疗作用。负离子还能促进机体的新陈代谢，协调神经系统功能，促进人体合成和储存维生素等。山地的凉爽气候能给患者的消化器官以活力，使其食欲增加。雄伟的山地景观，湛蓝色的天空，都有利于促进高级神经系统正常的功能活动，还能促进内分泌腺特别是甲状腺的功能活动。

旅游登山可使肩背、四肢、腹部肌肉得到锻炼,促进新陈代谢,消耗较多的热能,减少脂肪堆积。登山对全身骨骼和关节的刺激,可使骨质密度增高,骨受力程度增加,有效地预防和延缓骨质疏松症的发生,使肌肉、韧带健壮。登山时随着两臂的摆动及下肢肌肉的运动,心脏会加倍地工作,心脏收缩有力,心排血量增强而泵出更多的血液供给各脏器,冠状动脉血液循环也相应增强。登山还促使呼吸肌发达,从而提高肺活量,使体内获得更多的氧,满足各组织器官的需求。

高山疗法的具体方法如下:

(1)快速登山法:此法多利用 1 500 米以上坡度较缓、道路较平之山地。要求 30～40 岁者,步行速度不少于 90 步/分钟;40～50 岁者,80 步/分钟为宜;50 岁以上者,步速在 70 步/分钟以下,行程约 3 000 米,以微汗出为宜。适应证有感冒、痰湿咳嗽、气滞血瘀证、气滞胃痛。

(2)旅居高山疗养:此法多选景色秀丽、山势雄伟、名胜古迹较多之地。由于城市的嘈杂声而疲倦的人,患急性病处于康复期的人,轻度的贫血患者,体质虚弱儿童,患结核和湿疹的人,如果能在中等高度的山上住 2～3 个月,会得到良好的气候治疗效果。登山锻炼时节奏自由,不缓不急,到终点后休息 15 分钟,极目远眺、吐纳呼吸。此法要求不断更换登山目标,适宜于百日咳、风疹、健忘、失眠、胁痛等病症。

(3)久居高山法:此法多选山高林静、林木茂盛、花草丛生、环境幽静之地。对于慢性顽疾,宜采用久居高山疗养法。要求生活起居规律,坚持身体锻炼,注意情绪放松,乐观、积极进取、信心坚定。可居住半年至 2 年,视病情与康复程度而定。适宜于精神病症、癫痫、久喘、头痛、眩晕、健忘、惊悸、失眠症、偏瘫、糖尿病、肾病综合征等慢性病需疗养期较长者。除了治疗疾病以外,高山疗法还可调养身体、延年益寿。

(五)我国主要名山

1. 黄山　黄山位于安徽省南部。以光明顶为中心的 154 平方公里范围,是风景的精华,分为前后两个部分。南为前山,北为后山。前山山势雄峻,溪谷深入山体;后山则因岩石垂直节理发育、侵蚀强烈而怪石林立、景观无数,"前山雄伟,后山秀丽"。天都峰海拔 1 810 米,如鹤立万峰之间,飘渺云海之上,在黄山三大高峰中,最为雄伟神奇。莲花峰是黄山的最高峰,海拔 1 860 米,其状如千层莲花。光明顶海拔 1 841 米,与天都、莲花二峰成鼎足之势。黄山松与石伴生,生长在巨石之间,有极强的生命力,形成黄山"无石不松,无松不奇"的景观。黄山松长势神奇,有立、有卧、有仰,或呈盘曲倒挂、异体同干等各种形态,却都具有平顶如削、针叶短而稠密的特点,给人刚毅挺拔之感。黄山名松以著名的迎客松为代表。这棵千年古松雄伟高大,立于玉屏楼侧旁。一枝长臂低垂,姿态优雅,把长长的枝丫伸出岩外,酷似热情主人常年伸出双臂,笑迎四方来客。云海也是黄山奇景之一,云多时笼罩整个山区,高耸的山峰露于云上,像是岛屿浮现海面,大海之中奇峰峻岭,"云以山为体,山以云为衣","身缠丝绢半遮脸,婀娜异常惹人爱"。风景秀丽的黄山还有全国著名的温泉,水温经常保持在 42℃左右,水质清澈,可饮可浴,黄山温泉具有相当高的疗养价值。

黄山风景兼各地名山之长,以其苍劲挺拔的青松,造型奇特的石峰,变换无穷的云海和清澈甘洌的清泉而闻名于世。自古以来,黄山就是以奇松、怪石、云海、温泉这"四绝"吸引着四面八方的游人。明代著名旅行家徐霞客曾有"五岳归来不看山，黄山归来不看岳"的赞叹。

2. 泰山 为我国第一批世界双遗产单位，古称"岱山"或"岱宗"。雄居于平原丘陵之上，有拔地通天之势，登顶远眺，有"登泰山而小天下"之感。巍峨挺拔，又有"五岳独尊"、"五岳之长"的称誉。自古以来人们把泰山视为崇高品德，坚强意志的象征。岱庙是历代帝王封禅泰山，举行大典的场所。泰山气势磅礴，景色迷人，文物荟萃，是无限优美的自然风光和巧夺天工的人造景物融合而成的风景名胜区。泰山东路开筑于南坡山谷之中，峰回路转，林荫夹道。沿途风光优美，古迹众多，被称为泰山"幽区"。南天门雄居盘道的尽头，到南天门前要走两个"十八盘"险路。磴道有 1 622 级，坡度陡达 60°～70°。南天门始建于元代，门下临崖。天珠峰即玉皇顶，有雄伟壮丽、金碧辉煌的古建筑群，是泰山的最高峰。玉皇顶东南有日观峰，在此可观赏"旭日东升"、"晚霞夕照"、"黄河金带"、"云海玉盘"四大奇观。登上天珠峰，在望河亭极目远眺，向人们展示出"黄河从西来，苗条如远山，凭崖望八极，目击长空闲"的宏伟画卷。而四顾远近景色，周围群山都在脚下。杜甫诗曰："会当凌绝顶，一览众山小。"泰山西路，山峦险峻，瀑布飞流，富有山林野趣，所以有"旷区"之称。

3. 华山 位于陕西省中部，渭河平原之南，华阴县境内。一峰挺立，直插云霄；危崖绝壁，峡谷深邃，清泉飞瀑，苍松劲立，交织成一幅雄伟壮丽的图画，这就是闻名于世的华山。《山海经》描写华山："山高五千仞，削成四方，远而望之，又若花状。"使华山得以雄险神奇取胜于天下。华山主峰位于秦岭北坡的黄浦与峪谷之间的分水岭上。谷底至峰顶高达千米。山坡峻峭，上部成高大悬崖，其岩石断层如刀所割，有深达 500 米的鸿沟与南面山岭相隔，主峰东、西、南三面均为悬崖峭壁，无法开路。青柯坪以北、华山峪以南的分水岭脊便成为"自古华山一条路"。循此路攀登华山,沿途处处险峻,令人惊心动魄。北峰又名云台峰,山势峥嵘,三面悬绝,海拔1520米。东峰又名"朝阳峰",峰头斜削,海拔2000米,顶端有朝阳台,可观日出美景,攀登至峰顶"下望平野,襟怀坦然,黄河隐见,东拖如带"。东峰南侧有小孤峰,平顶如台,名"下棋台"。西峰海拔2082米,因峰顶有石似莲瓣,又名"莲花峰"或"芙蓉峰",弥漫着神奇浪漫的色彩。峰顶西有"巨灵足迹",还有长型巨石截为三段,传为沉香"劈山救母"之所在。南峰海拔2200米,峰南有断层深堑与南面山岭相隔,更显华山孤峰突兀。

4. 嵩山　嵩山位于河南省登封县北。高峰有三处,东为太室山,海拔1440米;中为峻极峰,海拔1359米;西为少室峰,主峰海拔1512米,是嵩山最高峰。在嵩山南麓,历代曾多次兴建庙宇和书院。东部的中岳庙是历代祭祀"中岳山神"的地方。中岳以西约5公里的嵩阳书院,是我国四大书院之一。嵩山西南麓山坳还有几处禅林点缀着山色。嵩岳寺塔在登封城西北5公里,始建于北魏,是我国现存最古老的砖砌佛塔。少室山群峰突兀争秀,有"九鼎莲花"之称。北麓山坳中的少林寺古刹是佛教禅宗的发源地。

5. 恒山　恒山山脉位于山西东北部,恒山主峰坐落在山西浑源城南,双峰对峙,浑水中流。东面称天峰岭,又名玄岳峰,西南称翠屏山或翠屏峰,构成一道绝塞天险。玄岳峰海拔2052米,古称太恒山,也称"元岳"、"紫岳",汉代又称"常山"。据传舜帝北巡时封为"北岳",但直到明清时代才正式成为帝王祭山之所。这里还是我国的道教胜地之一。全山名胜古迹甚多,旧有"恒山十八圣景"之称。恒山最为奇绝的是古建筑悬空寺,此为"恒山十八景"之首。悬空寺凭险构筑于河西翠屏峰的腰部崖壁,殿宇攀附在悬崖绝壁之上,古曰:"谁凿高山石,凌空构梵宫。蜃楼疑海上,鸟道没云中。"

6. 衡山 衡山是"五岳"中惟一位于南方者,地处湘南。清代人魏源在比较五岳名山形态后,形象地指出:"恒山如行,岱山如坐,华山如立,嵩山如卧,惟有南岳如飞。"因此,衡山以"五岳独秀"著称。衡山历史悠久,相传虞舜南巡、夏禹治水都曾到过衡山。主峰祝融峰,海拔1 290米,为"南岳七十二峰"之首。登峰俯视,众山矗立,景色雄伟。峰顶有望日台,是观日出最佳处。祝融峰之高,藏经殿之秀,方广寺之深,水帘洞之奇,被称为"南岳四绝"。

7. 青城山 青城山位于四川都江堰市西南15公里,周围100公里,为邛崃山脉的分支,北接岷山,连峰不绝,高峰海拔1 800余米。此山"青峦环绕,状若城郭",故而得名"青城"。山中植被常年青翠,岁寒不凋,再加云雾缭绕,宛若仙境,所以叫做"青城天下幽"。古人评蜀中胜景为"夔门天下雄,剑门天下险,峨嵋天下秀,青城天下幽"。唐代杜甫有诗赞美此山:"自为青城客,又喝青城酒。为爱丈人山,丹梯近幽意。"

8. 雁荡山 雁荡山位于浙江乐清县。最高峰百岗尖海拔1 500米,峰顶原有一湖,因来往雁群常在此栖息,故名雁湖,雁荡山由此得名。雁荡山处于古火山的频繁活动带,山体主要由属于火成岩的流纹岩构成,后经断裂构造、河谷下切、岩层崩塌等,才形成今日独具特色的峰、柱、墩、洞、壁等奇形怪石,称得上是一个造型地貌博物馆。奇峰怪石、飞瀑、幽洞、深谷,使雁荡山闻名于世。全山300多个景点主要集中在灵峰、灵岩、大龙湫、雁湖、显对门五大风景区,前三区并称为"雁荡三绝"。

(六)登山注意事项

1. 登山旅游安全第一。听从导游的指挥和安排,切忌擅自单独行动。

2. 尽量穿旅游鞋或胶底布鞋,不要穿皮鞋,以防止脚扭伤。女同志不要穿裙子。

3. 走路不看景,看景不走路。

4. 照相取景时注意安全,互相礼让,不要拥挤。

5. 山上气候多变,登山前请带好雨衣。下雨时,切不可撑雨伞,防止人伞一起被风吹走。

6. 年老体弱者事先备好拐杖,高血压、心脏病患者一定要带必备的药品,以防万一。

7. 山上气温比山下气温低许多,山上房内比较阴冷潮湿,旅游者注意备好衣服。若晚上住宿在山上,一定要注意保暖,防止感冒。睡觉前如有条件可以热水烫脚,以消除疲劳。景区内除规定地点以外,严禁吸烟。

8. 登山过程中若迷路,首先争取回到原来旅游山路的那座山上去。即使你已经下到谷底,而且已经很累,也要咬牙爬上去。不要偷懒,也不要心存侥幸去试走别的路。

9. 若已经找不到原来旅游山路的那座山了,争取找到一条小溪,顺着溪流走。一般情况下溪流迟早会把你引出去。遇到瀑布也要想办法绕过瀑布继续沿着溪流前进。如果山里没有溪流,想办法登上一座较高的山岗,根据太阳或远方的参照物辨别好大致的方向和方位,在这个方向上确定一个距离合适、容易辨认的目标山岗,向目标山岗前进。

10. 人多的话,可以考虑把人员分成两组。一组留在原地山顶,另一组人则下山,向另一选好方向的山岗前进。下山的人要时常回头，征询山顶留守者对自己前进方向的意见。若偏离了正确方向，山顶的人要用声音或手势提醒他们纠正错误。当下山者登上另一个山岗时，他们再指挥原来留守山顶的人下山前进。这样，用"接力指挥"的方式交叉前进，就不会在山谷里原地打转了。如果登山者只有一个人，辨别方位下山时，要不断抬头看着自己原来选定好的目标山岗前进，沉着冷静地去想办法，就一定会走出大山，脱离险境的。

11. 登山前一定要做好充分准备，带上指南针、地图等。行前告诉家人及朋友，带足食品及饮水，并沿途做好醒目的路标，以备走不出去时原路返回。

二、溶洞景观与养生

溶洞是一种重要的旅游资源。洞穴环境具有恒温、恒湿、低噪声等特点，还可储存食物、物品，培养食用菌，酿酒，开展保健疗养、洞穴探险等项目。岩溶峰林神奇秀美，洞景迷人，吸引着众多游人。

（一）我国溶洞简介

溶洞有管状、袋状、长廊状和大厅状等形态，其大小与发育时间、岩性、构造、水动力等条件有关，容量相差悬殊。大的溶洞能容纳千人以上，而小的溶洞，多为窄小的孔道，人无法通过。初期，小的溶洞彼此是孤立的，随着溶洞的扩大，孤立的洞穴逐渐相互沟通。后期，大小洞穴和通道联系起来，形成迷宫型或树枝型的复杂洞穴系统。溶洞按长度小于 50 米为小洞，50 米～500 米为中等洞，500 米～5 000 米为大洞，大于5 000 米为巨洞。按坡度和水流方式，分为垂直洞和水平洞。按洞穴结构系统可分为树枝状洞、迷宫洞、分叉和花环状通道等。

在溶洞中,由于洞内空气中二氧化碳含量较低,或水分蒸发,渗出的地下水,会使水中溶解的碳酸钙部分沉积下来,形成绚丽多姿、形态各异的钟乳石悬垂于洞顶,石笋立于洞底,石柱、石幔等化学沉积景观。

洞穴中的地下河是地下水沿着可溶性岩石的各种构造面,特别是各种构造面相互交叉的地方,又有隔水层底板存在时,逐渐溶蚀和侵蚀而形成的。著名的洞穴地下水系发育成河,游人可以划船漫游,领略洞内各种钟乳石景观和奇特的水景观。

我国对岩溶现象的认识有着悠久的历史,曾对石灰岩地形和岩洞进行过描述和记载。2 000多年前的《山海经》上就有伏流的记载。明代地理学家徐霞客考察了广西、贵州和云南一带的岩溶地貌和100多个地下溶洞,并作了较详细的描述。他所著的《徐霞客游记》一书,不仅是我国的地理巨著,也是世界上最早的全面描述岩溶地貌的科学著作。

我国岩溶地发育很典型,分布面积广,主要出现在石灰岩地区。全国碳酸盐类岩石出露的面积约136.6万平方公里,约占全国总面积的七分之一,其中以广西、贵州和云南东部分布面积最大,共55万平方公里,是世界上著名的岩溶地貌区之一。此外,在鄂西、湘西、川东、鲁中、山西、浙江、河北、北京、辽宁、吉林等地也有分布。我国裸露型岩溶面积达90.7万平方公里,碳酸盐岩沉积总厚度在1万米以上。分布面积广大的碳酸盐岩,加上适宜的多种多样的气候条件使我国成为世界上岩溶洞穴资源最丰富的国家。

我国数以十万计的岩溶洞穴分布在广大的国土范围内。

广西岩溶分布面积约占全区总面积的 41%,典型的峰林地形主要分布于岩性的灰岩地区,溶洞极为发育,有"无山不洞,无洞不奇"之称。桂林 80% 以上的溶洞都发育在泥盆系灰岩中,如七星岩、芦笛岩等。

随着国民经济的发展和中外联合洞穴探险活动的开展,越来越多的岩溶洞穴被发现、被探测、被开发。据初步统计,目前已调查的洞道长度超过 500 米的岩溶洞穴在 400 个以上。截至 2002 年 5 月,我国实测长度超过 3 000 米的洞穴有 108 个;被开发的游览洞穴总数约 300 个;具有重要的考古价值的洞穴近百个。目前已知的最大的洞穴系统是广西乐业白朗地下河洞穴系统,已探测到总长度达 75 公里的洞穴通道;其次是湖北省利川县腾龙洞,水洞和旱洞总长度为 52.8 公里;贵州省修文白龙洞洞穴系统、镇远聋子河大溶洞、绥阳双河洞和多缤洞的洞道长度超过 20 公里。许多洞穴中有巨大的洞穴厅堂,全世界已知平面面积大于 3 万平方米的单个厅堂共有 24 个,我国就有 7 个,贵州格必河洞穴系统中的苗厅面积 11.6 万平方米,位居世界第二。从单个大厅的体积看,广西乐业县大槽洞穴中的红玫瑰大厅体积为 700 万立方米,居世界第二。

长、大的洞穴最为发育的地区为南方湿润热带和亚热带气候区,最为集中的发育在黔、桂、滇和四川、湘西、鄂西、粤北等地。我国东南沿海地区,如皖、赣、苏、浙、闽、海南、台湾诸省,碳酸盐岩呈岛状或条状零星分布。因气候条件有利,洞穴亦较发育,但其规模和发育密度远逊于西南地区。过去认为岩溶洞穴不发育的北方地区,近年来也不断有洞穴被发现,大部分是地下水位型洞穴,有不少洞穴长度超过千米,如辽宁本溪水洞(长 3 134 米),北京房山石花洞(长 2 500 米)等。

近几年在长江三峡南面三刀岸发现的奉节天井峡地缝、

小寨龙缸、红池坝夏冰洞、武隆芙蓉洞等,其神奇与奥秘在国外绝无仅有,属世界罕见,具有极高的科研和旅游价值。其中奉节天井峡地缝深度在 200 米以上,宽度仅几米,是目前世界上发现的最深最窄的地缝式岩溶峡谷奇观,地缝全长 5.5 公里。小寨天坑位于奉节县长江南岸,最大深度 537 米～662 米,口部面积 27.4 平方米,为世界第一大岩溶漏斗。天坑中迷宫河的地下峡谷,长 4 326 米,高 100 余米。云阳龙缸位于云阳县长江南岸,也属世界级大型岩溶漏斗,估算最大深度 550 米左右,居世界第二。四川武隆县芙蓉洞沉积物琳琅满目,丰富多彩,质地纯净,形态完美,属世界最佳洞穴之一。

华北地区碳酸盐类岩石以寒武奥陶系为主,主要分布北京房山石花洞群、山东沂源洞群、沂水溶洞群、淄博洞群等著名溶洞。在山地与平原和盆地相接处,常有大型岩溶泉出露。鲁中南的边缘岩溶泉有 27 处,有些泉成为河流的源头。

华北和东北碳酸盐类岩层的岩溶断层带附近发育成大型溶洞,如著名的辽宁本溪水洞和垣仁望天洞以及吉林官马溶洞等。

西藏高原的岩溶发育于海拔 4 000 米以上的高寒高原上,是世界岩溶的一种特殊类型。现已遭受不同程度的风化破坏。

(二)溶洞自然景色

溶洞大小有别,深浅各异,结构万千,形成了一个不同于洞外,迥异于地表风光的奇特的地下景观。溶岩千姿百态,有地下长廊、地下大厅、地下洞室、竖井等。一些溶洞不仅有丰富多彩的岩溶凝聚物,而且有地下河可以行船;有的则有地下瀑布一泻如注,轰然作响;有的溶洞中有潺潺的溪流,滔滔的大河,有的地下河形状奇特,出现倒吸虹现象和间歇泉。无论大小河流、泉水或暗湖银瀑,水总是清淳甘洌、沁人心脾。有的温度较高,云雾缭绕,有的则凉风习习,有的敲击石钟乳或石幔会发出悦耳的声音。所以,在溶洞中可以领略到形态、色彩、声音、动态等种种美感。

溶洞空间变化莫测,大的可达数十万平方米,小的仅似斗室,洞间的关系特别复杂,如大洞套小洞,洞中有洞,洞下有洞。这些千姿百态变化无穷的空间,独具迷人的魅力。

典型的溶洞在洞壁、洞顶、洞底、有地下水渗滤的地方,都有化学沉积物。这些沉淀物形成各种各样的奇特形象,洞顶悬垂的钟乳石,洞底生长的石笋,洞中的石花、石枝、石柱、石幔等,塑造出一座座似人似神、似虫似兽,如玉竹银树,像亭台楼阁的天然石雕,在洞中交错穿插,互为映衬依托。还有许多沉积物,层层叠叠的边石坝,玲珑剔透的“鹅管”,浑圆流光的穴珠,以及附着在洞壁或铺在脚下五颜六色的石花,空灵、虚幻、神奇,琳琅满目,应有尽有,构成神话般的地下世界。观赏这些奇特的形象能给人一种特殊的美的享受,同时能启迪观赏者的想象力。

溶洞中奇特的石景与动态的水景相结合,产生了动态美和声音美。在深遂的洞身与盘旋的回廊中,有挺拔的石笋、悬垂的钟乳石、轰鸣的瀑布、叮咚的滴水、平静如镜的洞中山潭。这些石景与水景交相辉映,使溶洞这个闭塞的空间显得多彩多姿。由于洞穴冬暖夏凉,年温差较小,除纬度偏北、海拔偏高的洞穴之外,一般均全年可游览。尤其是夏季,游人多在白天入洞游览,由于洞内洞外温差很大,犹如进到清凉世界,炎热之感顿消。

洞穴深处的温度与当地年平均温度相近。一般说,洞穴温度随洞穴的高程和纬度而变化,高程和纬度愈高,洞穴温度愈低。洞穴温度还因洞穴形态和洞口数目而异,由洞口向下倾斜的单洞口洞穴,洞穴内的温度要比周围低,称为冷洞;由洞口向上倾斜升起的单洞口洞穴,洞内温度比周围要高些,称为暖洞。自然界洞穴中几乎全部能觉察到空气的流动,有的在夏季从洞内吹出凉风,有的在冬季向洞外喷出热气,有的洞穴内空气有周期性的吸进和吹出,形成呼吸洞。洞中独特的生态环境生成奇特的生态景观,如云南建水燕子洞、神农架燕子洞等。建水燕子洞还盛产燕窝。

(三)洞穴的养生功能

溶洞是指天然洞穴,还有掘地为窟作屋的人工洞穴(窑洞)。古时候有许多人群就居住在这种洞穴中,现今陕西、甘肃、河南、山西等地,仍有约4 000万人口居住在窑洞里。人们利用洞穴进行身心疾病的调治,称为岩洞疗法。

古人早已了解洞穴在人的身心健康中的作用,也积累了丰富的实践经验。先秦名医扁鹊,曾隐居岩岳以修医术。唐代大医家孙思邈上山采药,久居天然岩洞并以洞疗疾,养神练体。后来唐朝推崇居住"石室"养生延年,由此产生了"岩洞导引法",古医籍称此为"洞府养生法"。从北魏以来,由于宣武帝为乞求"斑烂皮肤病"的痊愈,于是人工凿石为洞以疗疾,今尚存"药方洞"遗址。奇山异洞养性疗疾,人们不解其中的科学道理,多以为岩洞具有神功。到了明清时代,岩洞疗法更有发展。《本草纲目·木部》引葛洪《抱朴子》说:"上党赵瞿病癞历年,垂死,其家弃之,医置山穴中,"配合"松脂"等药物治疗,"瞿服百余日,其疮都愈,颜色都悦,肌肤玉泽。"所说"医置山穴中",说明在天然洞穴中设置了病床。而李时珍收录此事,意在推广运用。人们十分重视岩洞疗法对精神情感的良好影响，尤其是环境优美的洞穴，效果更明显。岩洞景色，别有洞天，使人心旷神怡，荣辱皆忘，"一但得游其处，以故目若为之加明，耳若为之加聪，心若为之加爽"。岩洞对精神、心理有良好的影响，连清代名医徐灵胎之所以聪明过人，人们也认为是因他久居"石室"之故。

　　近年来，我国不仅开放天然岩洞供人们游览，还在岩洞中设置了病床，如广西桂林地区洞穴内已开发洞穴疗养院，供人练体、强身、防病、治病之用，取得满意的效果。岩洞内环境安静，空气清洁，几乎很少有灰尘和病菌。而且岩洞冬暖夏凉，气温宜人，既可避暑，也可避寒。由于洞穴有大量空气负离子和人体必需的微量元素如铁、锌、铜等，对人的神经系统有良好的调节作用，并可增强人体内各器官的协调能力，明显改善大脑皮质的功能，对平衡心理也有益处。因此，岩洞疗法对精神、心理、心血管系统、呼吸系统的疾病均有良好疗效。据杭州近郊瑶林仙洞的医务人员观察，患有支气管炎和哮喘病病人，在岩洞内度过十天半个月后，病情会有所好转；对失眠者，能安然入睡；对精神烦躁者，会觉得心旷神怡；对高血压和心脏病患者，其症状会得到改善。我国新疆伊宁市伊犁河畔的火龙洞，洞穴裂缝散发出的热气含有硫黄、白矾和其他微量元素，如患有皮肤病、神经性皮炎和高血压等病症，只要在洞内居住一段时间，便可痊愈。科学家对山西省住窑洞的人进行了50年的研究后得出结论认为，人类最合适的生活环境是温度在10℃～22℃，相对湿度在30％～75％范围内。黄土是很好的保温隔热材料。在3米～5米厚的黄土覆盖下，夏季室温比室外低10℃左右，冬季室温比室外高15℃左右；温度和相对湿度稳定，冬不生火暖融融，夏不摇扇凉清清。

住窑洞使人健康和长寿的另一些原因是住在窑洞中,受外界噪声引起的紧张和不良影响少,受大气中放射性物质的影响亦很小。长期生活在窑洞中,哮喘、支气管炎等呼吸道疾病,风湿病和皮肤病大为减少。此外,红土、黄土地带生长的植物,含微量元素锰和硒较多,锰元素有利于防止心血管病,硒元素有利延缓或减少脂肪积聚和人体器官的老化。

19世纪初意大利人即利用洞穴医治风湿病。匈牙利、捷克、德国等均建有洞穴医院,用于治疗呼吸道等疾病。

天然岩洞可分为病房式和游洞式。病房式于洞口或干燥通风较好的洞内设置病床,并配备专门的医护人员,指导患者进行疗养,每天定时到洞外活动;另一种方法是白天住在岩洞里,夜里则出洞入房安睡。岩洞疗法主要用于治疗失眠、头痛、眩晕、肺气肿、支气管炎、哮喘、肺癌、风湿、关节炎、外伤、心悸等疾病,尤其对过敏性疾病效果更明显,亦可治疗精神亢奋或忧思、过虑一类情感障碍的疾病。

(四)我国主要旅游洞穴

目前我国已开发的旅游洞穴300处。其中,一部分是在原来洞穴基础上进行整修。开发较早的是桂林七星岩、芦笛岩等。20世纪70~80年代洞穴开发较多,如辽宁本溪水洞、贵州安顺龙宫、浙江桐庐瑶琳仙境、北京房山石花洞等,每年都接待大批国内外游客。90年代开发的广西荔浦丰鱼岩、桂林冠岩、四川武隆芙蓉洞等,已产生巨大的经济效益。

我国目前最长的溶洞为贵州都匀北溶洞(长40公里),湖北利川腾龙洞(长39公里),贵州绥阳双龙洞(长35.2公里)。较长的还有贵州息烽县多缤洞(长17.2公里),贵州织金洞和湖南慈利索溪峪黄龙洞(总长都在11公里)。面积最大的溶洞为湖南桑植九天洞，总面积 250 万平方米，为亚洲第一大洞。贵州织金洞面积 30 万平方米，四川兴文县石风洞面积 20 万平方米，都是较大的洞穴，后者还是我国最大的落水式洞穴。最大的水洞当属辽宁本溪水洞，主洞长 3 000 米，总面积 3.6 万平方米，为亚洲水洞之最。贵州安顺龙宫水旱洞，长 4 000 米，地下暗河长达 15 公里。

　　湖南永顺县猛洞河溶洞群，在风景区沿线共分布有 300 多个溶洞。湖南龙山县火岩溶洞群，有洞穴 212 个，其中飞虎洞深约 10 公里。福建宁化县湖村溶洞群，已发现溶洞近百个。湖北随州大洪山百洞，已开发的有仙人洞、双门洞、黄人洞等。仙人洞几个大厅可容万人。

　　云南宜良九乡洞群，拥有 100 多个洞穴，集中分布在叠红桥、三脚桥、大沙坝和大上洞等景区，此外还有长 13 公里的地下河系统。安徽石台县溶洞群，已知有溶洞 109 个，已开发的有蓬莱仙洞、鱼龙仙洞、慈云洞等；筹备开放的有太极洞、灵显洞。此外，还有广西柳州都乐岩洞群、山东沂源洞群、北京房山石花洞地区洞群、浙江杭州灵山洞群、湖北咸丰县红军洞群、云南泸西县阿庐古洞群、江西婺源县灵岩洞群等。

　　贵州织金洞以奇特的碳酸钙沉淀造型而举世闻名，囊括了当今世界溶洞的堆积形态。在洞里，钟乳石为晶莹透明的鹅管或造型独特圆盘；石笋形态则更为多变，有塔状、剑状、竹节状、海螺状、形似动物状等，千姿百态，引人遐想。其中最有特色的是打鸡洞，以各种钟乳石的自然色彩组成四季景色。最漂亮的是冬、春二厅。冬厅叫"雪象宫"，宫内无论地下，四壁或顶板，到处是洁白晶莹的碳酸钙结晶，寒气袭人；春厅叫"万亩秧田"，其中晶体质地外形像一片片秧苗，而且自然泛出一种绿油油的色彩，真是绝品。

北京房山石花洞是中国四大名洞之一,也是中国北方岩溶洞穴的典型代表。石花洞中地质景观种类齐全,具有典型性、多样性、自然性、完整性和稀有性的特点。在已开放的1～4层3000米游览路线分为10大景区、100个自然景区,有10大奇观和5个中国洞穴之最。这些资源的形成,积累了地壳变化、水文地质、洞穴气候变化等大量地学知识资料,有极高的地质科考价值,是人们参观、考察,增长地学知识,了解地球演变历史的一个窗口。

本溪水洞是全国最典型的水旱两洞。入洞20米即是水域,纵深2300余米。洞水长年不涸,清澈见底,可以行舟。洞深迂回曲折,结构奇特,宽如大厦,窄仅容船出入。洞中有洞,各有洞天。钟乳石、石笋、石柱多沿裂隙成群涌现,组成各式物象,自然成趣,宛若龙宫仙境。旱洞为支洞,在水洞西侧,纵深200余米,另有佳趣。尽头为深潭,潭水清冽,寒气袭人。本溪水洞是国内充水量最大的一处石灰岩溶洞,为全国重点风景名胜区。

已列入国家级风景名胜区的溶洞有贵州织金洞、安顺龙宫、本溪水洞、浙江双龙洞。此外,浙江瑶琳仙境被列为"中国旅游四十佳"。

(五)洞穴旅游注意事项

1. 进洞前检查安全帽,不得擅自行动,要服从指挥。

2. 准备好光源,检查照明用具是否完好,携带装5节1号电池的手电筒,带好防水火柴和打火机。

3. 随身携带蜡烛,一是可以辅助照明,二是可以检查洞内氧气是否充足。

4. 做好路标。岩洞的路往往错综复杂,为了不迷路,凡经过的交叉路口,必须在地上或洞壁上留下标志。

5. 到岩洞旅游时,最好穿用服装面料坚固、防水的棉布衣服,保护身体免遭锐利岩角或碎石擦伤,戴上棉纱手套可以防止攀附时手挫伤、磕碰伤,鞋要柔软防滑。

6. 注意洞内攀走的安全,岩洞景观千姿百态,路途曲折,潮湿泥泞,行走步幅要小,速度要慢。不仅要注意脚下,而且要特别小心头部不要碰撞岩石。

7. 应带一些高热能、营养丰富的食品,并配一些富含维生素的干果食品。

8. 备带的急救药盒,最好选用密封好、重量轻的透明塑料盒。盒内常备几类不同品种的感冒药、肠胃药、抗菌消炎药、抗过敏药、抗毒蛇药、润喉消炎药,外伤用消毒止血药、绷带、胶布、小瓶眼药水(可用于清洗伤口)和风油精。备几片细长型硬塑料片,以防骨折时应用。

9. 保护洞内自然环境,不乱扔纸屑、垃圾,不随地大小便。

第六章 草原、沙漠健身游

一、草原健身游

一望无际、坦荡开阔的大草原风光与自然美景相映,蓝天、白云、绿草、牛羊,一幅优美的草原风情图。的确,大草原是一块令人神往的地方。粗犷的少数民族牧民,赶着成群的牛羊在草原放牧,草原上点点帐房和鲜艳的民族服饰,在蓝天白云衬托下,显得旷古悠然。阵阵牧笛和豪放的牧歌随风飘荡,人与自然融为一体。游人至此,无不为这里美丽的草原风光所陶醉。古老的传说,迷人的神话,会勾起你无穷的遐想。源远流长的民族文化,别具一格的风土人情,以及辽阔无垠的草原以特有的气派,点缀着祖国的锦绣河山,这一切都会让你流连忘返。

当今,草原旅游已成为一种时尚。长期居住在大城市里的人,为躲避闹市的喧嚣,去除工作和学习的烦恼,大都喜欢选择没有受到污染的自然区域去旅游,草原旅游已成为首选之一。

(一)草原的类型

草原一般指的是天然的草地植被,即在不受地下水或地表水影响下而形成的地带性草地植被。草地是一种泛指,是指生长有草本植物或具有一定灌木植被在温带半干旱气候下,

· 125 ·

由旱生或半旱生草本植物组成的植被类型。草原和草地是地球表面独具特色的生态系统,是仅次于森林生态系统的旅游资源。

根据水热条件,草原分为典型草原、草甸草原、荒漠化草原、高寒草原等。

1. 典型草原　在典型草原的气候、植被、动物、土壤等方面,最能代表草原的生态环境,而大针茅典型草原是其代表性的类型。大针茅草原形成的自然条件是温暖半干旱的气候,年降水量平均 350 毫米左右,土壤为粟钙土。主要分布于内蒙古高原的中部地区。组成大针茅草原的植被约 60 种,每平方米 15 种左右。主要有大针茅、羊草、克氏针茅、冷蒿、苔草、知母、糙隐子草等。草被植物平均高度 30 厘米左右。

2. 草甸草原　草原多形成于干旱、半干旱气候条件下,降水量较少,土壤和大气很长时间都处于很缺水的状态。但是有一种草原不仅不缺水,而且湿润,这就是草甸;草甸是沼泽草地,它是草原的一种。在我国辽阔的东北平原,有大面积的沼泽草地,如齐齐哈尔附近的扎龙。沼泽草地植被的植物种类组成比较简单,主要以禾种植物为主,如芦苇、香蒲、茭笋、水烛等,植物高度可达 150 厘米～250 厘米。草甸分布于相对低洼的地方,常与大面积的水体相联。由于草甸特殊的生态环境,所以成为许多候鸟迁徙停留之处,如有名的丹顶鹤和许多其他鹤类,成为绝佳的景观和极具科研价值之地。

3. 荒漠草原　荒漠草原是草原向荒漠过渡的一类草原。我国荒漠草原主要分布于内蒙古的西苏旗等地。这类草原年降水量一般只有 200 毫米左右。虽然是最干旱草地,但这些地区有许多很有价值的特殊植物,发菜就是其中的一种。发菜是一种低等植物,形状如头发,故得名。因其蛋白质含量高,故受到人们的喜爱。但因搂取发菜对草场常造成严重破坏,故禁止搂取发菜。

4. **高寒草原** 青藏高原是我国第三个地形阶梯,其海拔高度都在 3 000 米以上,温度最低,气候最寒冷,自然条件最为严酷。尤其是紫外线辐射强,风大、风多,植物生长期很短。土壤被强烈风化,土层浅薄。仅蒿草类植物能适应高原的恶劣生态环境。西藏东部、青海东南部等有大面积的以蒿草为主的草地。除蒿草外,还有高禾草、苔草及杂类草等,草丛平均高度低于 20 厘米,植物地下根系发达。青藏高原的高寒草原草质柔软,营养丰富,是牦牛、藏羊的很好牧草。

此外,我国内蒙古、陕北、宁夏、青海、甘肃和新疆等省、自治区分布着较大面积的盐生草原,这是一种最耐盐的草地,由多年生盐生植物所组成。

我国各类草地的总面积达 400 万平方公里,约占国土面积的 40% 左右,是我国农田面积的 3 倍多,是世界上第三草地大国。我国天然草地主要分布于内蒙古、新疆、青海、西藏等省、自治区。

(二)草原自然景色

草原的植物在微风吹拂下,掀起层层绿浪,宛如大海波涛,无垠的天际,澄澈的碧空,悠闲的牛羊,驰骋的骏马,举目瞭望,弯曲的河流如彩带飘舞,点点帐房如珍珠镶嵌在绿色的天鹅绒上,茫茫绿野五彩缤纷,一派"天苍苍,野茫茫,风吹草低见牛羊"的美丽自然风光,这就是大草原无限壮丽而美妙景色的写照。

草原四季处处有花,在各种植物成分组合下百花盛开,构成了复杂、漂亮的草甸草原景象,是一个野生花卉园。每种植物形态各异,花期、花色、花态不同,从而形成了一个万紫千红的绚丽世界。春季有蓝色的白头翁,淡紫色的马兰,黄色小叶锦鸡儿竞相开放;夏季是百花开放,争相媲美,黄色的金莲花人见人爱,白色的唐松草,黄色的野罂粟,淡蓝色的翠雀,更使人叫绝的是喻为永不凋落的鲜花名二色补血草,即使在嗖嗖寒风中,也屹然挺立。它们各具风采,使旅游者恋恋不舍。

草原落日异乎寻常地壮美。"大漠孤烟直,长河落日圆",王维渲染的是落日气势上的恢弘,而在草原上,除了体会到恢弘,还另有一种细腻的情愫。天地相接处,夕阳燃烧得如醉如痴,敛去了耀眼的光芒,宛如仪态万方的女子,一面挽着蓝天,一面依傍大地,许多绚烂的晚霞拥着她一起斯斯文文地行走。整个草原被染上太阳的颜色,赋以光泽。夜风渐起,暮色四合,熊熊的篝火取代了阳光。

我国草原主要分布在温带,最热的 7 月平均气温为 20℃左右,是一个温凉的世界,避暑的胜地。草原不仅适宜避暑,而且是观赏天象的最佳去处。大部分月份多是碧空万里的晴天,特别是一阵暴雨之后,蓝天如洗,白云如帛,轻风微拂,空气新鲜清爽,整个天空就像是一尘不染的洁净世界。夜间观月、观星,十分清晰美妙。

内蒙古、新疆和青藏高原的少数民族在创造本民族文化的过程中,逐步形成了自己的衣食住行特点。草原旅游可观赏到散布于大草原上的蒙古包,风力发电装置,古老的勒勒车;可品尝到民族风味食品,如美味的奶茶、黄油、奶酪,喷香的手扒羊肉、烤全羊等。它们先抓住你的胃,再留住你的心。这些都会给草原生态旅游者带来回归大自然的无穷乐趣,具有很大的吸引力。

草原特色旅游业,是指利用独特的草原自然风光,独特的民族风情和历史文化,来接待旅游者的一种较高层次的旅游。通过欣赏、观察草原,进而认识大自然,陶冶情操,提高精神境界,扩充知识,草原自然美景带给你的是美的享受。

(三)草原养生功能

草原是一个天然药库,是我国传统用药的产地。据估计,在我国天然草地中药用植物不下千种,著名的有甘草、黄芪、防风、柴胡、知母等,这些常见的中草药在草原几乎俯拾皆是。而锁阳、冬虫夏草、雪莲等名贵中药,也分布于天然草原之中。冬虫夏草主要分布于海拔 2 800 米以上的高寒草甸上,是具有奇异功效的中药材,还是传统出口的珍品,具有保肺益肾、补精髓、止咳化痰、滋补益寿、爽神明目之功效。

天然草地上的野花、野菜、野蘑菇,很多都具有极高的营养价值,特别是维生素含量高的野生植物,不仅风味独特,而且常有药用功效,食疗兼宜。草地野生蔬菜植物资源种类很多,如沙葱、百合、黄花、蘑菇等,它们大多生长于不受污染的天然草地,作为绿色食品开发很有前途。草原还有许多维生素C 含量高的植物,可制成饮料,也可作为果品开发食用,如沙棘、杏仁、白刺等。

草原散发的花香,释放出的杀菌物质芬多精及负离子,都是被称为空气维生素的物质,可消除疾病,焕发精神,恢复元气,增强意志。草原的绿色植物,可以使做过手术的患者恢复更快,因为绿色让人感觉愉快、清爽、心旷神怡,对患者恢复健康很有好处,所以被人们誉为草原疗养院。

草原具有气候干燥,昼夜温差大,红外线含量丰富,日照时间长,紫外线辐射量大,风速大,风向多变等特点。这种气候有利于慢性肾脏疾病和骨关节疾病患者的疗养康复。

草原有吸收二氧化碳释放氧气的作用。草地植物通过光合作用在进行物质代谢过程中,可吸收空气中的二氧化碳并放出氧气,一般草地每小时每平方米可吸收二氧化碳 1.5 克。如果每人每天呼出二氧化碳平均为 0.9 公斤,吸进氧气 0.75 公斤,每人平均有 50 平方米的草地就可以把呼出的二氧化碳全部还原成氧气。

草地有净化大气的功能,对空气质量的提高大有好处。草地能吸收、固定大气中的某些有害、有毒气体。草地草能把氨、硫化氢合成为蛋白质,能把有毒的硝酸盐氧化成有用的盐类。草地草能分泌一些杀菌素,从而减少空气中细菌含量。据测定,草地上空的细菌含量,仅为公共场所的三万分之一,因此,草地是空气的天然净化器。绿草茂密的草地好像一个庞大的天然吸尘器,可不断地接收、吸附空气中的尘埃,对人体健康大有好处。

许多体育运动和比赛都离不开草地。草地场地的质量可影响比赛成绩,质量高的草地可减少比赛者受伤的机会。

草原及草坪是心灵净化的佳境,能给人一个静谧的感觉,能开阔人的心胸,陶冶人的志趣,使人忘记工作的疲劳,给人以美的享受。

草原也是游戏、娱乐的场所。蒙古族那达慕活动,一般选择草原的黄金季节七八月份。这时秋高气爽,气候宜人。草原上鲜花盛开,绿草如茵,牛羊肥壮,一派兴旺景象。成千上万的牧民穿上节日盛装,骑马或乘勒勒车,从四面八方云集到那达慕会场,举行盛大的节日活动。平时宁静的草原,此时彩旗飘扬,歌声回荡,车流滚滚,人欢马叫。丰富多彩的比赛,如摔跤、赛马、射箭、马术等,是深受欢迎的强身健体活动。到草原旅游的人们,如遇上蒙古族的那达慕,将倍感不虚此行。

（四）我国知名草原介绍

1. **锡林郭勒草原**　是我国有名的三大草原之一，也是我国第一个草地自然保护区。它地势平坦开阔，平均海拔 1 000米以上，是欧亚大陆草原最具典型性和代表性的地区。在这风光旖旎的草原上，20 多条大小河流潺潺流过，近 500 个湖泊如明镜般倒映着丽日蓝天，清风徐来，翠波摇曳，有如绿色海洋，一群群牛马驼羊安详觅食，宛似五彩云霞。美丽的锡林郭勒草原，在旅游黄金季节（6～9 月份）气温保持在 17.8℃～20.8℃，温暖宜人，是避暑胜地。夏季的草原天气晴朗，白云飘飘，微风轻拂，天空清澈，身临其中能忘却尘世间一切悲喜。草原生态旅游景点有八处，被誉为"锡林八景"，即灰腾草原、锡林九曲、平台落日、沙海疏林、古刹采风、查干敖包、锡林余韵和民俗风情。灰腾草原是草甸草原和典型草原的交错观光点，位于灰腾玄武岩石台地之上，海拔 1 300 米左右。在典型草原区，不仅可以看到典型草原的景观、植被，而且还可以看到地表有玄武岩体裸露，到处可以看到火山喷发形成的凝灰岩岩块。在草甸草原，可以看到生长茂盛的草原植被。锡林河面开阔，右岸坡陡，左岸坡缓，锡林河在此处河床摆动次数频繁，故留下较多河网。1998 年发行的锡林郭勒自然保护区特种邮票小型张即以此处异常美丽的锡林河河曲为背景。观平顶山景色，以落日时为佳，故称之为平顶落日。夕阳西下，落日的余辉为平顶山抹上一层胭脂红，太阳慢慢沉入草原大地的景色使群山显得格外妩媚。由火山喷发而形成的不同角度的平台，成为自然界的一大奇观。沙海疏林生长着有代表性的植被类型榆树疏林，沙柳生长茂盛，千姿百态，风情万种。古刹采风是指贝子庙建筑精灵，飞檐斗拱，雕梁画栋，重楼复阁，壮观典雅，内有大量壁画,是研究蒙古族历史和蒙古族艺术的宝贵资料。查干敖包是附近十分有名的历史悠久的敖包,也是团体旅游者举办篝火晚会的首选地。锡林余韵是指锡林河这条内陆河,河水在地面逐渐消失,而后潜入地下形成的景观。在这里游人可以看到大片的沼泽地、芨芨草滩到流水消失的景象。民俗风情是集中展示蒙古族浓郁古朴的衣、食、住、行及生活、生产等传统方式。

2. 呼伦贝尔草原　位于内蒙古自治区东北部的呼伦贝尔盟,面积近 8 万平方公里,水草丰茂,是一片未被污染的绿色净土。由于地跨森林草原、草甸草原和典型草原,以牧草为主的植物多达 1 300 多种,形成了不同特色的植被群落景观。有的地方草高过膝,有的地方绿草如茵,有的地方满塘水草,五彩缤纷。位于呼伦湖的乌兰泡是中国最大的湿地自然保护区。

3. 桑科草原　位于甘肃省夏河县城西南 10 公里处,四周群山环抱,中部开阔平坦,属高寒草甸草原。海拔在 3 000 米以上,面积 70 多平方公里,天然牧场,草滩宽广,水草丰茂,牛羊肥壮,风景优美,蓝天白云下一派游牧风光。每年 4～10 月为桑科草原旅游的黄金季节,秋高气爽,草场碧绿如毡,花卉争奇斗艳,姹紫嫣红,是旅游避暑的理想场所。

(五)草原旅游注意事项

1. 如在草原上遇见畜群,行人要绕道走,不要从畜群中间穿过,否则会被认为是对畜主的不尊重。

2. 乘汽车到牧民家做客时,要防止马受惊挣断缰绳跑失。进蒙古包要从火炉左侧走,坐在蒙古包的西侧和北侧,入坐时不挡住北面哈那上挂着的佛像。进包后可席地而坐,不必脱鞋。不要坐在门槛上。

3. 到牧民家做客,主人首先会给宾客敬上一碗奶茶。宾客要微欠起身用双手或右手去接,千万不要用左手去接,否则会被认为是不懂礼节。主人斟茶时,宾客若不想要茶,请用碗边轻轻把勺或壶嘴一碰,主人便会明白宾客的用意。

4. 斟酒敬客是蒙古族待客的传统方式,通常主人是将美酒斟在银碗、金杯或牛角杯中,托在长长的哈达之上,唱起动人的蒙古族传统的敬酒歌。宾客应随即接住酒,接酒后用无名指蘸酒向天、地、火炉方向点一下,以示敬奉天、地、火神,表示接受了主人纯洁的情谊。

5. 哈达是蒙古族日常行礼中不可缺少的物品。献哈达时,主人张开双手捧着哈达,唱吉祥如意的祝词。宾客要集中精力听祝词,接受哈达时,宾客微向前躬身,献哈达者将哈达挂于宾客颈上,宾客应双手合掌于胸前,向献哈达者表示谢意。

6. 蒙古人长幼有序。到蒙古包牧民家做客,见到老人要问安,见到孩子不要大声斥责,对孩子和善、亲切,被认为是对家长的尊重。

7. 到蒙古包牧民家做客,要带适当的礼品,如酒、糖、小食品等。不要用东西去打狂吠的牧羊狗,因为狗狂吠是告之主人有生人来到,这时主人会出来喊住狗,请宾客进包。

8. 旅途中需要注意的是,草原日照强烈,务必带上防晒霜、遮阳帽、折叠伞、风油精等。草原昼夜温差大,夜间较冷,需要带上保暖衣物。另外,要注意环境保护,绝对不允许乱扔垃圾。

二、沙漠健身游

去沙漠探险旅游,不仅可观赏连绵起伏的沙丘,大片的胡杨天然林和沙漠绿洲风光,而且还可以通过"埋沙"治病。埋沙疗法是吐鲁番盆地的民间传统疗法,人们将身体埋进灼热的沙中以治疗关节炎、腰腿痛、急慢性胃肠炎等多种疾病。我国新疆吐鲁番火焰山"沙疗康复中心"已有千余年历史,每年夏天,天山南北,全国各地乃至国外的患者,纷至沓来,接受埋沙治疗,促进一些疾病的康复。

全国沙漠,包括戈壁及沙漠化土地总面积有 130.8 万平方公里,约占全国土地总面积的 13.6%,主要分布在乌鞘岭和贺兰山以西。

(一)沙漠自然景色

一望无垠的沙漠和浩瀚无边的戈壁,黄黄的沙丘和沙梁,充满着寂静和荒凉,这是一种特殊的有吸引力的景观类型。具有神秘莫测的魔力,其独特而神秘的荒漠景观给世人以浪漫神奇的想象。

对于许多久居城市或非干旱地区的游人,沙漠是一种从来没见过的具有神奇色彩的景象,如高大的沙丘、起伏的沙垄、雷鸣般的沙响、奇异多姿的风域、戈壁滩上的蜃楼幻景等。

自古以来,大漠戈壁,人迹罕至,是充满神奇的地方。到沙漠去探险旅游,充满艰辛,但也其乐无穷。可以观赏连绵起伏的沙丘,大片的胡杨天然林和沙漠绿洲风光。沙漠气候干燥,日照强烈,雨量稀少,昼夜温差大,风沙频繁,在这里旅游,要学会克服困难,学会生存。探险可以锻炼人的体魄,磨炼意志。

沙漠也有其他特点,如沙漠中古城池遗址令人对沧海桑田的历史充满神奇感。中午,沙漠里的气温可升到30℃以上,领略着夏日炎炎的滋味,仿佛眼前波浪起伏的沙垄也变成了一道火墙。随着太阳渐渐西沉,气温会骤然下降,到夜幕降临时人已冻得瑟瑟发抖,午夜温度更低,昼夜间的气温变化让人一下子由正午的夏日转入深夜的寒冬。这里的气温变化,让人可以体会到"早穿皮袄午穿纱,围着火炉吃西瓜"的滋味。沙漠温差大,如塔克拉玛干沙漠平均年温差30℃～50℃,绝对温差可达60℃以上。这里可以看到许多奇特的地形,如雅丹地貌、风蚀蘑菇、摇摆石、蜂窝石以及新月形沙丘等。沙漠里严酷的生态环境,仅能生长低矮稀疏、适应干旱地区条件、具有干旱地区特色的植物,有的叶子缩小,或变成棒状、刺状;有的为了减少水分蒸发而气孔下陷;有的营养器官变为肥肉质,以贮蓄水分;有的为了抵抗夏天强烈阳光,枝干表面变成灰白色,如白刺、梭梭等。动物要在沙漠里生活,则要能保持液体,耐饥耐渴。被称为"沙漠之舟"的骆驼就有此特点。它几天不吃不喝,驮载150公斤～250公斤的重物,一天能够走30公里～40公里。

沙漠中分布最广的地貌景观是沙丘,一个个高低起伏的巨大沙丘,犹如大海波浪一望无边。沙丘是由风沙堆积而成的,形状多种多样,它的典型平面形态犹如新月,密集的新月形沙丘相互连接,形成了壮观而奇特的景象。新月形沙丘两侧有顺风向延伸的翼角,其迎风坡一侧凸出而平缓,背风坡一侧凹陷而陡峻,颇为奇特。沙丘不是混乱与无秩序的堆积,而是一种集形式上的单调性,重复的准确性和几何的秩序性为一体。大量的重达数百万吨的沙子堆积体坚持不懈地以规则的阵列沿着地面移动,并且保持着它们的形状不断地增长着,模拟生命的方式在繁殖着,令人惊奇又困惑不解。

新疆乌尔禾风蚀城堡景观是基岩地面经风化作用和暂时性水流的冲刷,以及长期的风蚀作用以后,原有地面不断缩小,最后残留一些孤立小丘。它们形成许多 10 米～30 米平顶的层状山丘,同时塑造了各种怪异的形态。众多造型精美的佛塔、单塔玲珑剔透,双塔气势不凡。鬼斧神工的大自然借助风的力量,还在茫茫荒漠上塑造出一座座逼真的"大清真寺"。最使人惊讶的是矗立在石林丛中的风蚀蘑菇,这硕大无比的风蚀蘑菇和真蘑菇相比,其造型非常逼真,可谓形神兼备。这里风蚀雅丹地貌可以完全和流水落蚀的丹霞地貌争奇斗艳,这就是称为"魔鬼城"的地方。沙漠平时沙尘迷漫,一片死寂,深夜常常狂风大作,飞沙走石,风啸犹如魔鬼哭嚎,显得格外恐怖,对于勇敢探索的旅游者,充满了挡不住的诱惑。

新疆罗布泊风蚀雅丹景观是一些形状奇异,大小不等,排列有序的土阜、土丘。土丘鳞次栉比,有的拔地而起,如柱、如树、如竹、如伞;有的匍匐在地,似狮、似虎、似龙;有的怪异像魔鬼;有的肃穆像城堡,每当微风撩起轻沙,土阜、土丘似乎缓缓飘移真是千姿百态。风蚀雅丹是第四纪河湖的堆积物经风蚀作用而形成的雅丹地貌,形成的还有一系列像垄脊和沟槽组成的地表形态。垄脊顺盛行风向延伸,长者可达数百米、高十余米,因地貌形似龙又像城,故名龙城,纵目望去,土丘形似城堡,星罗棋布,迤逦起伏,气势雄伟,很有观赏旅游价值。

沙漠、戈壁、沙丘、风城、雅丹等干旱地貌是一些特殊的,具有吸引力的旅游资源。这些景观是罕见、独特、神秘的,对于游人来说,具有极高的观赏游览价值。

（二）沙漠医疗功能

我国吐鲁番火焰山的沙疗康复中心,位于市区西北 16 公里处。每年盛夏的 6 月中旬至 8 月中旬,日最高气温在 40℃以上,沙丘表面温度达 65℃～80℃。在午后的 5～7 时,10 厘米的沙层温度达 41℃～45℃时,人们就纷纷登上这里的两座大沙包。这时沙丘的气温和沙子的温度已稍有下降,在密密麻麻的布篷、帐篷、遮阳伞下,人们或躺或坐,有的埋胳膊,有的埋双腿,还有的人则把全身都埋在炽热的沙堆中,他们虽然挥汗如雨,但却悠然自得,这就是火洲著名而奇特的埋沙疗法。沙疗既经济又方便,且无副作用,对一些疾病的疗效明显超过药物和室内理疗的功效。

沙疗神奇的功效,是因吐鲁番独有的干热气候所致。沙疗具有磁疗、放射疗、日光疗等综合作用。沙浴的温热能使人体的末梢血管扩张,促进血液循环,埋沙后的柔和压缩和挤压作用,便于向人体组织深部加热,促进细胞的新陈代谢,增强抗病能力。沙区较强的紫外线照射人体后,促进了神经功能的激活与恢复,并引起机体复杂的良性反应。

沙疗区湿度低,空气干燥,昼夜温差变化大,可使机体经呼吸及皮肤失去的水分增多,故可改善肾脏功能,消除肾脏疾病引起的水肿。干热气候有利于各种渗出液和浸润的消散,故对关节积液有良好的治疗作用。

据新疆吐鲁番沙疗所多年来对各种疾病治疗的临床观察,许多风湿性关节炎、类风湿性关节炎、风湿性肌炎、神经痛、慢性腰腿痛、脊柱外伤的患者,经沙疗的治愈率达 92％。

中国传统医学认为,沙疗的主要作用为舒筋通络、活血祛湿、散寒止痛。不明原因的肌肉关节疼痛属于虚寒型者,即遇寒及劳累后加重,阴雨天及气候变化时加重,利用沙子的持续恒温作用于身体治疗效果好。此外,慢性腹泻,劳损性腰肌疾病及各种风湿性、类风湿性关节炎,沙疗效果显著。

沙疗也称沙浴,可治疗各种慢性风湿性关节炎(排除结核病)、骨关节病、肌筋膜疼痛综合征、软组织损伤、慢性盆腔炎、痛经、月经不调、神经炎、神经痛、神经衰弱、佝偻病、慢性肾炎等。对肥胖者可有减肥的作用。还可治疗脚癣,尤其是季节性复发的脚癣。

对于热性病变,急性炎症,身体虚弱者及有出血倾向者不宜用沙疗。此外,心脏功能不全、肝肾功能衰竭、癌症、活动性肺结核患者,均为禁忌证。

沙疗适宜的沙子温度一般在 41℃～42℃。治疗时分为全身沙疗和局部沙疗。全身沙疗是在沙地上挖一个患者体形相当的坑,深度约 30 厘米。患者裸体卧于其中,旁人把表面热沙覆盖其上,仅漏出头面、颈部和上胸部,并同时在头部用冷水毛巾冷敷,盖沙的厚度四肢为 15 厘米～20 厘米,胸部为 6 厘米～8 厘米。治疗时间,开始为 20 分钟,以后逐次增加,渐达 60 分钟,每日 1 次,20 次为 1 个疗程。局部沙疗,一般为坐浴,患者端坐,头顶用太阳伞遮荫。由医务人员将热沙覆盖于患者腰部以下,厚度为 20 厘米。时间为 60～90 分钟,每日 1 次,20 次为 1 个疗程。

沙疗时,应及时饮用淡盐水及补充食物,以防中暑和脱水。沙浴后用温水冲洗全身,补充体液,卧床休息 30 分钟。

(三)沙漠旅游景点介绍

1. 鸣沙山 鸣沙山位于敦煌市西南 5 公里处,是一处神奇的沙漠奇观。沙丘一旦有人登之或起风时,因沙动有声如雷鸣,故名鸣沙山。鸣沙山,沙峰起伏,脊如刀刃,高达数十米,为红、黄、绿、白、黑五色流沙堆积而成。处于腾格里沙漠边缘,面积 200 平方公里,与宁夏中卫县的沙坡头、内蒙古达拉特旗的响沙湾和新疆巴里坤哈萨克自治县境内的巴天里坤镇同为我国四大鸣沙山之一。它是敦煌八景之一,景名"沙岭晴鸣"。

所谓鸣沙,并非自鸣,而是因人沿沙面滑落而产生鸣响,是自然现象中的一种奇观。当你从山顶顺陡立的沙坡下滑,流沙如同一幅幅绵缎挂沙坡,如金色群龙飞腾,鸣声随之而起,初如丝竹管弦,继若钟声鸣响,进而金鼓齐鸣,轰鸣声不绝于耳。游客在这里可以赤足爬山,骑骆驼登沙丘,也可以进行滑板滑沙,跳牵引伞、滑翔伞,进行沙疗,情趣盎然。

2. **沙坡头**　宁夏中卫县的沙坡头游览区是一处景观独特的游览区。过去,沙坡头是以治沙成果辉煌而闻名。包兰铁路在中卫境内六次穿越沙漠,其中以沙坡头坡度最大,风沙最猛烈。为了保证铁路畅通,避免路轨被沙埋住,从 20 世纪 50 年代起,在铁路两侧营造防风固沙工程。这项工程取得了成功,铁路两侧巨网般的草方格里长满了沙生植物,金色沙海翻起了绿色的波浪,包兰铁路沙漠段几十年来安然无恙。这一治沙成果引起了全世界治沙界的普遍关注,不少外国治沙专家慕名前来参观考察。

20 世纪 80 年代,沙坡头建成了一个颇具特色的游览区。这是一个以体育、游乐、观光、疗养为一体的多功能游览区。景区内,碧水蓝天、青山黄沙、绿苇金穗、翠树百鸟,构成了大西北乃至全世界罕见的奇景。江南水乡的秀丽,西北大漠的粗犷,竟融合得如此谐美绝伦。

沙坡头游览区的特色之一是滑沙。游人从高约百米的沙坡头的坡顶往下滑,由于特殊的地理环境和地质结构,滑沙时会发出一种奇特的声音,声如洪钟巨鼓,沉闷浑厚,称之为金沙鸣钟。特色之二是沙山北面是浩瀚无垠的腾格里沙漠,而沙山南面则是一片郁郁葱葱的沙漠绿洲。特色之三是可乘坐羊皮筏渡过滔滔黄河。

3. 沙湖　沙湖位于宁夏平罗县,地处银川、石嘴山两市之间,距银川市 56 公里。沙湖开发于 1989 年,现已成为宁夏旅游资源的后起之秀和全国 35 大王牌景点之一。沙湖总面积为 45.10 平方公里,湖水面积 8.2 平方公里。沙湖以自然景观为主体,资源蕴藏量丰富,"沙、水、苇、鸟"等景观有机结合,构成独具特色的秀丽景色,是一处融江南水乡与大漠风光为一体的"塞上明珠"。沙湖的鱼类与鸟群是大自然生物链上两个相互依偎的环节。小鱼儿是鸟的美食,鸟粪又是良好的鱼饵,肥美的芦根、水草和丰富的浮游生物又是鱼、鸟共同的食物。湖水里常年生长着十几种鱼,在湖对岸的水族馆里,还可以看到几十种珍稀鱼。游客可在观鸟塔上遥看群鸟嬉戏,有白鹤、黑鹤、天鹅等十几种鸟类,数万只在这里栖居,有时像移动的乌云在天空盘旋,遮天蔽日。它们的窝巢就筑在水边的苇秆间、芦叶底下,每年春季,各种颜色的鸟蛋散布其间,可称得上是大自然中的一处奇观。

4. 塔克拉玛干沙漠　维吾尔语意思是进去出不来的地方,人们通常称它为死亡之海。它位于南疆塔里木盆地中心,面积 32.4 万平方公里,是中国最大的沙漠,仅次于非洲撒哈拉大沙漠,是全世界第二大流动沙漠。

在世界各大沙漠中,塔克拉玛干沙漠是最神秘、最具有诱惑力的一个。沙漠中心是典型大陆性气候,风沙强烈,温度变化大,全年降水少。这里风沙活动频繁,沙丘形态奇特,最高达

250米。最奇妙的是两座红白分明的沙丘,名为圣墓山。山顶经风蚀而形成"大蘑菇"。由于地壳的升降运动,红砂岩和白石膏构成的沉积岩露出地面,形成红白鲜明的景观。沙漠四周,沿叶尔羌河、塔里木河、和田河和车尔臣河两岸,生长着密集的胡杨林和柳树灌木,形成沙海绿岛。特别是纵贯沙漠的和阗河两岸,生长芦苇、胡杨等多种沙生野草,构成沙漠中的绿色走廊,走廊内流水潺潺,绿洲相连。林带中住着野兔、小鸟等动物,亦为死亡之海增添了一点生机。考察还发现沙漠中地下水储存量丰富,且利于开发。有水就有生命,科学考察推翻了生命禁区论。

(四)沙漠旅游注意事项

1. 沙漠旅游宜在夏秋两季开展,冬春两季多沙暴,容易迷途并危及生命。

2. 沙漠旅游切莫单独行动,并随身备足饮用水。

3. 在沙漠中遇见沙暴,千万不要到沙丘的背风坡躲避,否则有被窒息或被沙暴埋葬的危险。正确的做法是把骆驼牵到迎风坡,然后躲在骆驼的背后。

4. 沙漠中昼夜温差很大,白天的阳光会把人烤得皮肤红肿,夜晚的寒冷则犹如冬季。夏季和冬季的服装都要准备。白天穿上浅色长衣,以抗拒紫外线,脸部可适当使用防晒油。

5. 沙漠探险旅游是一项集体活动,集体劳动是旅游中的重要内容。导游、驼工、游客三方面要精诚团结,顾全大局,旅游活动才能锦上添花。

6. 在沙漠中也要有环保意识,尽量把垃圾带出沙漠,至少是就地掩埋。

7. 骑骆驼时,要防止骆驼站起来和卧倒时将人甩下,在这时要抱紧驼鞍或驼峰。平时不要靠近骆驼的后脚和头部,以防它踢人和用嘴喷人;长途骑骆驼不要绷着劲,要顺着骆驼的步伐自然骑坐,随时调整坐姿,并适时下来步行一段。

第七章　森林保健游

现代医学和生态科学的研究表明,适量的户外生态旅游,可以增强体质,提高抵抗疾病的能力。在森林中沐浴,不仅冬暖夏凉,少尘少菌,空气清新,能减少呼吸道疾病的传染和发生,森林浴也是一种理想的旅游活动。森林里景色优美,树木参天,落叶遍地,行走于柔土小径其间,辅之以潺潺流水,啾啾虫鸣,充满着诗情画意,仿佛有置身于世外桃源之感。

一、森林自然景色

森林集山水地貌、树木、奇花异草、珍禽异兽于一体,以其浩大繁茂、郁郁苍翠、幽深神秘为特色,构成了大自然多彩的画面。我国地域辽阔,地形地貌复杂,从南到北跨越热带、亚热带、暖温带、温带、寒带等 5 个气候带,孕育了山岳森林型、海滨森林型、沙漠森林型、冰川森林型、溶洞森林型、火山迹地森林型、森林湖泊型、森林草原型、热带雨林型等景象万千、风格各异的陆地生态系统森林景观和丰富的动植物资源,为建立各种特色鲜明的森林公园提供了优越条件。走进森林,空气清新,气候宜人。树木分泌的芳香使人心情舒畅,回味无穷。森林有树之苍劲、水之隽秀、花之馨香,令茫茫林海,生机勃勃。苍松翠柏,枝叶扶疏,粗大的树干直冲云霄,林间地上的苔藓五颜六色,像水底世界一般。自然景观与人文景观结合,构成一幅幅色彩纷呈的优美画卷。

森林首先美在色彩，森林的色彩，是生命的色彩，最富有感情。森林的色彩主要是通过植物的叶、花、果、枝条和树皮等表现出来，其中树叶的色彩起主导作用。唐代大诗人杜牧赞枫叶"霜叶红于二月花"，就是对这种红叶色彩景象的赞美。森林树木散发出的香气，都能通过刺激游人的嗅觉器官，而给人留下美好的感觉，使人闻香而忘忧，闻香而忘烦，让人沉浸在美的境界里，陶醉在香的世界中，使人精神愉快，神清气爽。

每年春来，走进森林，见万木复苏，新枝吐绿，杜鹃盛开，漫山红遍，向人们展示春天的活力。夏季，绿树成荫，凉风习习，更有百花争艳，松清桦洁，色彩缤纷，令人流连忘返。秋季更是一年中的迷人季节，山果溢香，层林尽染，绿的是树，黄的是草，艳丽异常。冬季白雪皑皑，银装素裹，大雪压青松，青松挺且直。林中泉水云蒸霞蔚，湖泊碧波荡漾，樟松溢绿流翠，山峰姿态万千；林中幽深恬静，玉树琼枝，一景一情，景景生辉，如看不尽的山水画卷，又是一番景色。

森林中的各种自然声响能使人产生听觉美感。这种自然声响包括潺潺流水声、秋风松涛声、杨树的飕飕声、雨打芭蕉声、竹林细雨淅沥声、鸟鸣蝉噪声等，它能烘托森林的幽深意境。南朝诗人王籍有一句："蝉噪林愈静，鸟鸣山更幽。"就是写森林声响美的绿地美景，可以陶冶情操，有益于游人心理、生理健康。森林是引导人们回归自然最好的休息与健身活动的地方。

二、森林养生功能

森林这种天然保健环境对人体的作用是多方面的。夏季凉爽，气压变化不大，葱绿的树冠吸收了太阳的强烈光照，空气清新,阳光柔和。绿色的美景能消除眼睛的疲劳,使神经系统得以松弛,新陈代谢、血液循环及呼吸得到改善,机体免疫力得到加强。近年来科学家证实,诸如衰老、肿瘤、动脉粥样硬化、关节炎等各种疾病,无不与免疫系统失调有关。夏季到森林旅游对治疗以上疾病大有好处。

早在 2 000 年前,我国道家就对各种树木所释放出的气体有过深入而精密的研究。《灵宝通智能内功术》科学地解释说:"梧桐树、苹果树色赤归入心,杨树色白归入肺,柏树色黑归入肾。"尤其是黄昏,处于树上部的营养素,会随着地心引力作用自然下降,这时林间有营养的空气变的稠密了。这种空气中含氧多,二氧化碳少,既有有益于健康的物质,而且也十分清洁卫生。患有结核病、鼻炎、咽喉炎、扁桃体炎、气管炎、胸膜炎、肠胃炎、肾炎等慢性感染性疾病以及各种传染病的人,如能经常到树林里活动,就能促进病情的好转和病体的康复。

树林中那种浓郁的芬芳香味,具有较强的杀菌作用。在这种环境中散步或进行各种活动,既可以获得更多的物质能量,又可以利用芳香气体杀死体内的细菌,清除体内的毒素,起到心情舒畅和延年益寿的作用。

(一)森林对人体的物理效应

1. 森林与气候效应　　森林与气候效应除了影响大气中二氧化碳的含量以外,还能形成独具特色的森林气候,而且能够影响附近相当范围地区的气候条件。森林树冠能大量吸收太阳辐射的热能,促进光合作用和蒸发作用,并吸收空气中热能,增加空气中的相对湿度,使森林本身气温增高不多。森林中地表在白天因树冠的阻挡,透入太阳辐射不多,气温不会急剧升高,夜晚因有树冠的保护,有效辐射不强,所以气温不易降低。因此,森林内气温日(年)较差比森林外裸露地区小。

(1)调节气温:森林的林木树叶,通过对太阳辐射的吸收和透射,从而改善了林内小气候,使人产生舒适感,有益于健康和提高工作效率。据测定,森林因蒸腾作用和光合作用吸收的太阳热能为 35%~70%,由于枝叶阻挡返回大气中的热能为 20%~30%,直接到达地面的热能仅有 20%~50%。适宜于人体健康的温度是 18℃~20℃,工作效率最高的适宜温度是 15℃~17℃,温度超过 20℃则加剧人的衰老。夏季森林内气温比空旷地区低 8℃~10℃,比城市气温底 7℃~8℃。森林覆盖率大于 35%的地区产生适于人类生产生活的小气候,我国广大林区内温度也处于对人体健康的最适宜温度。林内昼凉夜暖日较差小,冬暖夏凉年较差小,气温变化缓和,对改善呼吸功能有良好的作用。

(2)湿度效应:森林林冠的存在,使林内风速减小,湍流交换作用微弱,再加上林冠对林内水湿扩散的阻挡作用,使林内湿度有增大的效应。空气湿度主要通过影响人体水分蒸发而对人产生作用。正常人由皮肤和肺的蒸发每天失去 800 毫升~2 000毫升水分,并以相对湿度处于 60%~70%有益于人体健康。森林土壤里含水分多,枯枝落叶覆盖地面,土质疏松,阻滞了水分蒸发,故森林内的湿度比林外高 10%~20%,甚至高达 40%。林内虽然湿度偏大,但由于温度较低,不仅不阻碍皮肤的正常水分蒸发,在含有较高水气的条件下,还使人感到凉爽。尤其在夏季和干燥季节,还可避免粘膜干燥。

2. 减少辐射　太阳辐射到林冠要被林冠层反射、吸收,只有少部分透过林冠进入林内。树冠如伞,遮挡太阳的热辐射达 80%~95%,有利于保护皮肤。舒适宜人的气候,可调整神经系统功能,改善呼吸、循环、消化系统功能,促进新陈代谢和增强免疫功能。还使人心情舒畅,精力充沛,提高工作效率。

3. 风速效应　森林是空气流动的天然屏障,当风吹向森林时,风速即开始减弱,而进入林内的风,因树干、树枝的阻挡和摩擦、摇摆,迫使气流分散,风速迅速减弱。林风的存在,白天可以将林内冷湿空气吹向旷野,夜间将林内暖湿空气散发到旷野,从而调节了旷野的温度和湿度。在炎热的夏季进入森林,由于林内的气温低,在徐徐清风下顿感凉爽;在严冬林内寒冷指数低得多,人感到暖和。人体在林内、林外的感觉和反应都不同。

4. 消声效应　声波在森林中由于树木枝叶反射和折射消耗部分能量,而消散了部分音量。森林中的腐质层,犹如海绵体一样可以吸收噪声。声波传播速度与温度有关,温度越高,声波传播速度越快。森林内温度低,声波传播速度下降。因而森林可以阻碍、消散和吸收声波。由于林内环境幽静,有助于安定情绪,调节心态,消除疲劳,有益于身心健康。

(二)森林对人体的化学效应

1. 杀灭微生物　很多森林植物具有分泌杀菌素的能力,树木的叶、根、花、芽等可分泌多种挥发性物质,如丁香酚、天竺葵油、柠檬油、萜烯、乙醇、醛、醚、有机酸等。尤其是松、杉的挥发性物质含量高,具有很强的杀菌作用,能杀灭真菌、病毒等致病微生物。早在1928年,原苏联科学家万·托京发现,大蒜、葱、松树、稠梨这类植物具有极强的杀菌作用,把它称为"植物抗生素"。这类挥发性物质除杀菌外,还能刺激人的嗅觉等感觉器官,影响呼吸、血液循环和免疫系统。不同的树种产生挥发物的数量大有区别,如1万平方米阔叶林一昼夜能产生植物杀菌素2公斤,针叶林为5公斤以上,桧树林为30公斤,松、云杉、橡树、稠梨、白桦、桧、冷杉等都是杀菌力极强的树种。森林里 80 余种树木中,有 55% 能分泌含有一派烯的芳香物,如单萜、倍半萜、双萜类挥发物质,具有杀菌、消炎、抗肿瘤作用。单萜还能促进支气管功能,倍半萜具有调节内脏活动的作用。树木分泌的杀菌素,可均匀地散布于周围 2 公里的地域。

2. 天然"药用植物园" 森林植物本身会产生抗癌物质,如喜树的树皮、树叶、枝条和果实中含的喜树碱对白血病疗效较好,对胃癌、淋巴细胞癌有一定的疗效。其他树木也有不同的药用价值,如天麻、杜仲等。

(三)森林对人体的生理效应

1. 产氧和吸收二氧化碳效应 森林是"制氧器"。当我们走进浩瀚的大森林,顿时可感到空气清新,浑身爽快,这是由于叶绿素的光合作用可吸收二氧化碳,放出氧气,因此有"天然制氧机"之称。人类每人每天要吸入 0.75 公斤氧气,呼出 0.4 公斤～0.9 公斤二氧化碳。森林可通过光合作用吸收二氧化碳,释放氧气。据测算,1 万平方米阔叶林夏季每天可吸收二氧化碳 1 000 公斤,放出氧气 30 公斤,每人每天只要有 10 平方米的森林就可满足呼吸的需要。

2. 负离子效应 林区的空气中,含有非常丰富的负离子,这些负离子可以调节人的神经系统功能,促进血液循环,改善心肌功能,促进人体细胞新陈代谢,能显著提高机体免疫系统功能,延缓皮肤老化等。还能镇静、催眠和降低血压,使人心情舒畅,精神焕发。测定表明,这种负离子在城市的室内,每立方厘米的空气只有 40～50 个,而绿化城市为 100～200 个,公园为 400～600 个,郊外旷野为 700～1 000 个,森林里则达到 2 000 个以上。林区空气里的负离子,能激发和补充生命活力。不仅如此,负离子浓度较多的森林空气,还能治疗轻、中度高血压病、气喘病、肺结核病和过度疲劳,对于支气管炎、冠心病、心绞痛、神经衰弱等也有较好的疗效。烧伤患者在手术后多呼吸森林中含负离子多的空气,能加速创面的愈合。

3. **绿色效应**   自然界中各种颜色对光线的反射率、吸收率不同。绿色吸收强光中对眼睛有害的紫外线。据报道,阳光照射到青色、绿色植物体上只能反射 36%~45% 的光。这些反射光对人的神经系统、大脑皮质和眼睛的视网膜均有调节作用。因此,人的眼睛接触到绿色感到舒服而没有刺激性。森林中的绿色是柔和而舒适的颜色,对人体神经系统,特别是大脑皮质能产生良好的作用,从而缓解和改善紧张的情绪,以获得养生健身的功效,故有人称,绿树是神奇的保健医。目前国际上盛行“色气候”治疗某些疾病,“色气候”所具有的物理性因素对身心健康有多种效应而产生奇妙的医疗效果。据研究认为,人们在美好的绿色环境和绿化非常差的环境条件下,进行同等的重体力劳动,在美好的绿色环境下不仅耐力持久度提高 20%,而且事后疲劳恢复率提高 60%。在森林中拥抱大树可使人体释放出快乐激素,令人精神爽朗,而使压抑激素消失。据调查,在拥挤的城市中,住在公园或绿树成荫的街道附近,有助于人的长寿。

4. **森林浴的养生效应**   森林浴就是利用森林湿润的空气、芳香的气体及森林中特有负离子来调节人体功能、治疗疾病。森林浴是在森林里进行散步等运动方式,利用森林的自然条件,呼吸绿色环境中的新鲜空气以影响机体,促进健康,消除疾患的一种自然保健法。在欧洲国家,森林浴已成为人们生活中一项不可缺少的内容。中国地处北温带,四季景象变幻无穷,春、夏、秋三季是开展森林浴的大好时机。此时或万物萌发,或绿叶浓郁,常绿的松林更是四时无淡季,我国不少的省市建有森林公园或森林医院。有些慢性病患者经过一段时间森林浴后,均有明显的康复效果。森林浴对呼吸系统、循环系统疾病的防治有显著的疗效。森林浴的实施方法有静息森林浴,即在指定的浴区内安静休息,同时配合静息和呼吸操效果更好。静息森林浴适宜于年老体弱、行动不便的人,每次30～60分钟,每天1次,定时进行。活动森林浴,即在指定的浴区内,进行各种健身活动,如攀登、跑步、散步、垂钓、做体操、打拳、舞剑、游泳、划船等。活动森林浴适宜于体质较好的人,每次1～1.5小时,每天1次。

　　5. 净化水质的作用　　绿色植物能分泌杀菌素,可杀灭水中的细菌;植物的根系能截流吸收流水中的有机物和可溶性无机盐。森林中洁净的水源还含有多种微量元素,饮用森林水有利于促进疾病痊愈和增强抗病能力。

三、国家森林公园与森林旅游注意事项

(一)国家森林公园

　　建设国家森林公园,不但是保护自然生态环境的完好,也能发展充满生机和活力的旅游业。这些自然保护区具有一个或多个生态类型,在保护生态环境的基础上,开展科学研究,发展旅游事业,不仅满足人们对绿色世界的向往,而且在享受大自然给予人们恩惠的同时,唤起人们对大自然的热爱和保护意识。森林旅游,就是利用森林资源举办林区所特有的旅游项目,使旅游者能投身于大自然的奇异风光,在异常新鲜的空气、极其安静的环境中,尽情欣赏自然美,达到增进身心健康、陶冶情操、增长实际自然知识的目的。

森林旅游有着极大的魅力。据不完全统计,目前我国自然保护区的数量已发展到 600 多处,约占全国总面积的 3%。我国拥有 100 多万平方公里森林,经林业部批准建立的共有 91 个国家级别的森林公园。这为开辟我国森林特色旅游,奠定了坚实的物质基础。

近年来,我国森林特色旅游有了迅猛的发展。从雄伟壮观的长白山,到热带风光的西双版纳,从丹霞风貌的武夷山,到林泉辉映的九寨沟,都受到国内外游人的眷恋与厚爱,并由此产生了强烈的先游而后快的心理感受。我国广袤的林区内,分布的高等植物达 3.2 万余种,树木 2 000~8 000 千多种,还有鸟类、兽类、爬行类和两栖动物近 2 000 种。如青岛崂山的奇花异卉、福建漳州的百花村、黄山的迎客松、湖北九宫山的含羞松、四川梓潼的古柏林、湖北利川的水杉活化石、蜀南的竹海、浙江安吉的竹种园、滇西怒江河谷的榕树奇观、台湾海峡的海柳、北京的古婆罗树和浙江普陀山的圣村等,都成了著名的旅游景观。

1. 神农架 原始苍莽的神农架,是一片古老而神奇的土地,是华中地区独一无二的原始森林,是多种植物区系的汇集地。这里山川交错,脊岭连绵,地广人稀,小气候特征鲜明,造就了生物多样性的有利条件。长期的封闭阻塞,使得原始风貌得以保存至今。完好的生态,珍稀濒危的动植物种,优美的大自然风光,众多的神秘传闻,以及古朴的民风民俗,已逐渐凝固成为人们对它深情的向往和无比的眷恋。

为保护神农架完整的生态环境,1986 年国务院批准在神农架成立"国家级森林和野生动物类型保护区"。1990 年联合国教科文组织将神农架列为"人与生物圈保护网"成员。1995年世界自然基金会将神农架定为"生物多样性保护示范点"。

在神农架3 253平方公里的原始森林区,3 000米以上的高峰六座,被誉为"中华屋脊"。奇峰异石,奇花异草,奇景奇观,丰富多彩的植物区系下具有古老、珍稀、特有的花卉和植物,如珙桐、香果树、银杏等32种,孕育了2 400多种植物,野生花卉253种,天然中药材1 600多种,100多种兽类,200多种鸟类,35种鱼类和1 400多种蝴蝶,被誉为"绿色宝库"和不可多得的"物种基因库"。

受喀斯特地貌影响,这里地貌奇特,融神、奇、幽、险于一体。洞穴密布,石林高耸,暗河悬流。有万燕栖息的燕子洞,时冷时热的冷热洞,盛夏冰封的冰洞,常年有风的风洞,一日三潮的潮水洞,雷响出鱼的鱼洞,吞云吐雾的云雾洞,还有青蛙洞、音乐洞,令人叹为观止。山体雄浑,沟壑深邃,流水佛光,胜似仙境。

神农架作为世界同纬度地区惟一的绿洲宝库与本身的生态价值,加之众多的自然景观和"野人"踪迹,更为神农架平添了迷人的诱惑,汉民族神话史诗《暗传》的发现,古生物化石和古人类石器遗址的发掘都具有极其重大的意义。近年来吸引了更多的中外旅游者和学者前往猎奇探宝,领略古老而神秘的原始风光。

2. 张家界国家森林公园 又名青岩山,面积130平方公里,是中国第一个国家森林公园,被称誉为一颗璀璨的风景明珠,有黄狮寨、金鞭溪、腰子寨、琵琶溪、砂刀沟、后花园、朝天观七条主要旅游线。张家界的旅游资源极为丰富,分四大景区,即张家界国家森林公园、贵溪峪、天子山、杨家界。总面积369平方公里,其中核心景区达264平方公里。景区内三千奇峰拔地而起,八百溪流蜿蜒曲折,融峰、林、洞、瀑于一身,集秀、幽、野、险为一体,可谓"五步一个景,十步一重天","人在山中游,宛如图画中"。被中外游人誉为"扩大的盆景,缩小的仙境",真正的"世外桃源","中国山水画的原本"。同时,张家界良好的生态环境也是动物的天堂,植物的王国。这里有云豹、猕猴、娃娃鱼、野猪、灵猫、黄腹角雉、穿山甲等。有活化石之称的水杉、银杏、红桐、岩松、杜鹃、龙虾花、春兰等,种类之多,实属罕见。

3. 九寨沟　九寨沟是大自然的杰作。山青葱妩媚,水澄清缤纷;山偎水,水绕山。树在水边长,水在林中流,山水相映,林水相亲,景色秀美,环境清新,集色美、形美、声美于一体与综合美、原始美的和谐统一,是人类风景美学法则的最高境界。

九寨沟四周峰簇峥嵘、雪峰高耸,在青山环抱的"Y"字型山沟内,分布着144个阶梯湖泊,由许多湍流、滩流和瀑布群相连,珠连玉串,委婉50余公里。湖水清澈艳丽,飞瀑多姿多彩、急湍汹涌澎湃,林木青翠婆娑,雪峰洁白晶莹。蓝色的天空,明媚的阳光,清新的空气和点缀其间的古老原始的村寨、栈桥、磨房,组成了一个内涵丰富、和谐统一的美的环境。

山水相依,湖瀑孪生,水树交融,动静有致。九寨沟山青水秀,湖瀑一体,山、林、云、天倒影水中,更添水中景色。水色使山林更加青翠,山林使水色更加娇艳,梯湖水从树丛中层层跌落,形成林中瀑布,湖下有瀑,瀑泻入湖,湖瀑孪生,层层叠叠,相衔相依。宁静翠蓝的湖泊和洁白飞泻的瀑布构成了静中有动,动中有静,动静结合,蓝白相间的奇景。树在水边长,水在林中流,水树交融的特殊的生态环境,构成具有高度美学价值的图画,使九寨沟增添了无限生机。

九寨沟的湖泊紧傍森林,水质清澈晶莹,天光、云影、雪峰、彩林倒映湖中,镜像清晰,倒影和湖水融合,使湖水更加艳丽。随朝夕变化和春夏秋冬,阴晴雨雪之变化,湖水也随之变成黛绿、深蓝、翠蓝等多种颜色。更为奇特的是,五花湖底的钙化沉积和各种色泽艳丽的藻类,以及沉水植物的分布差异,一湖之中分成许多色块,宝蓝、翠绿、橙黄、浅红,似无数宝石镶嵌成的巨形佩饰,珠光宝气,雍容华贵。当金秋来临时,湖畔五彩缤纷的彩林倒映湖中,与湖底色彩混交成一个异彩纷呈的彩色世界。其色彩之丰富,超出了画家的想象力。黄昏时分,火红的晚霞,映入水中,湖水似团团火焰,金星飞迸,彩波粼粼,绚丽无比。

(二)森林旅游注意事项

1. 要注意选择有接待能力的森林公园为主要目的地。这些森林公园都有较为完善的基础设施和接待服务设施。

2. 要注意弄清目的地最佳旅游季节。一般来说,北方森林公园的春、夏、秋三季,景观特色比较明显。尤其当地举行登山节、登山会的前后,是最佳旅游时节。

3. 要注意以家庭为单位或若干人组团前往。开发较早的森林公园游人较多,其他森林公园游人相对稀少,单人行动有诸多不便利、不安全因素。

4. 要注意精心选择游览路线。沿森林公园标示的游览道路行走或请导游带领,不要偏离主要道路。

5. 要注意科学安排游览和住宿时间,争取日落前赶至固定住宿接待场所。

6. 要注意做好防止蚊虫叮咬和防止毒蛇、猛兽袭击的准备。

7. 要注意着装穿戴。鞋子要大小合适、防滑,衣服要贴身,不要穿过于裸露的服装,避免滑倒和树枝挂伤。

8. 要注意携带必要的食品、饮料,不要随便采食,以防中毒事故发生。

9. 要注意携带通信工具或简易报警器材(手电筒、哨子、喇叭等),带上急救药品。

10. 要注意森林公园的游览规定,不要随便狩猎、野外用火、采集标本、遗弃垃圾等。

11. 在森林中旅游不仅能给人以最真切的回归自然的亲身感受,还能让人们在旅游中学到求生的本领。一般来说,指南针、砍刀、钓鱼工具、放在不透水容器中的火柴、雨衣、长衣长裤、绳子、红药水、创可贴,及蛇药等,是森林旅游不可缺少的必备物品。此外,还应掌握一些森林旅游小知识。

12. 万一迷了路千万不要慌乱。可先估计一下从能确定方位的地方走出了多远,然后在身旁的树上刮下些树皮作标记。要把树干四周的皮多刮掉些,以便从任何方向都能看到。这样,最后总能找到自己的目标。迷路时如发现小溪、河流,那就沿着它们走,它可带你走出森林。

13. 长途旅行不可能携带很多的水和食品,因此免不了在旅游途中自寻水源。虽然森林中的溪水看上去清澈见底,却常常含有能使人致死的病菌,所以必须煮沸后饮用。所幸的是,森林中有很多能提供水分的植物。在旅行之前,你应当掌握一些辨认可食植物的知识。如果你没来得及上此一课,那就仔细观察鸟和猴子都选择那些野果为食,这些食物对人也是无害的,可放心食用。

14. 为了避免毒蛇咬伤,步行时不妨打草惊蛇,用木棍拨打草丛,将蛇惊走。一旦不小心被毒蛇咬伤,一定不要惊慌,先把伤口上方(靠心脏一方)用绳或布带缚紧,再用力挤压伤口周围的皮肤组织,将有毒素的血液挤出,然后用清水、唾液洗涤伤口,同时口服解蛇毒药片,并用药片涂抹伤口。对伤重者应在进行同样处理后尽快送至医院。

15. 如果在森林中遇到雷雨,要到附近稠密的灌木丛去,不要躲在高大的树下。高大的树木常常引来落地雷,使人遭到雷击。避雨时应把砍刀等金属物暂存放到一个容易找到的地方,不要带在身上。

16. 森林中蚊子、扁虱、水蛭等害虫很多,因此在旅游过程中不可贪图凉快穿短衣裤,而要扎紧裤腿和袖口。当夜幕降临时,最好支起帐篷或蚊帐睡觉,以防蚊虫叮咬及潮湿冰凉的森林气候诱发关节炎等疾病。

第八章　温泉保健游

一、温泉简介

　　温泉是地壳深处的地下水受地热作用而形成的,一般含有多种活性作用的微量元素,如钙、钠、镁、锶等离子,有一定的矿化度。泉水温度常在摄氏 30 度以上,最高可达摄氏 80 多度。温泉是可以治疗疾病的自然条件,据史书记载,唐太宗李世民就经常泡温泉。温泉对肥胖症,运动系统疾病(如创伤、慢性风湿性关节炎等),神经系统疾病(神经损伤、神经炎等),早期轻度心血管系统疾病,痛风,皮肤病等有医疗作用。借助温泉浴、温泉泳、温泉按摩来减轻压力,保健养生。泡过温泉后,整个人变得精神焕发。泡温泉在世界各地皆有,是人们习惯已久的健康养生之道。

　　温泉的概念源自 14 世纪欧洲的比利时,因其拥有著名的温泉水而驰名于世。早期,"浸温泉"是皇家贵族的专利,平民百姓无缘置身其中,但随着社会的发展及新温泉的开发,这项兼具消闲及保健治疗功能的健康活动也渐趋普及,经过数百年的演变,现已成为当今全球最受欢迎的康体活动之一。

　　我国是世界上温泉最多的国家之一,分布十分广泛。水火同源泉、喊泉、彩色泉等,具有很高的观赏价值。澄碧晶莹的泉水有的清洌甘美,似琼浆玉液;有的富含氨基酸,对人体有益,适于饮用或酿酒;有的温泉适于沐浴、治病;有的矿泉水含有稀有元素,具有医疗价值。我国的名泉很多,如镇江的中冷泉、无锡的惠山泉、苏州虎丘观音泉、庐山谷帘泉、北京玉泉等。

我国地热资源丰富,分布广泛,主要分布在台湾省、西藏南部、云南西部、四川西部、福建南部、江西南部、湖南南部、广东、松辽平原、江汉平原、陕甘宁地区、京津冀地区和重庆等地。目前已查出全国有地热温泉 3 000 多处,钻凿地热井 2 000 多眼。

泉水的出露情况不同,有的无声无息地缓缓溢出,叫下降泉。下降泉的水源补给直接受降水影响,因而出水量和水温有明显的季节性,雨后流量很大,干旱少雨时流量很小,甚至消失。有的温泉水温、水质变化较小,这是其水源不同所造成的。人们也常按泉水温度进行分类,将 20℃以下称为冷水泉,20℃～37℃为温泉,超过 37℃为热泉、高温泉或沸泉。

据统计,全国泉的总数近 10 万眼,其中水质好、水量大或奇水怪泉而闻名遐迩的"名泉"就有上百处之多。

二、温泉自然景色

"沧海隆冬亦异常,小池何自暖如汤?溶溶一派流在今,不为人间洗冷肠"。这是 500 年前明代武宗皇帝游览北京小汤山温泉时所作的诗句。白居易写有"春寒赐浴华清池,温泉水滑洗凝脂"的名句。

泉水的喷涌和汇集使当地气候湿润,植物茂密,有效地美化了环境。如果某处泉水在质量或溢出状态方面很有特点,尤其与人文景观有机结合,往往会因此而形成著名的旅游景点,如陕西华清池、太原晋祠、甘肃酒泉;如果一个地方涌现大量泉眼,会因此而形成该地的特色,如济南便以"泉城"而家喻户晓。刘鹗《老残游记》曾云:济南是"家家泉水,户户垂柳","四面荷花三面柳,一城山色半城湖"。其中趵突泉、黑虎泉、珍珠泉和金线泉并称四大名泉,它们各具特色。福州以"温泉城"著称。四川康定之泉在百眼以上,从冷泉直到沸泉各种温度的泉都有,也是名副其实的泉城。具有观赏价值的泉,更是多种多样,有的泉缓缓溢出并夹带着串串气泡,犹如串串珍珠,故此常被命名为"珍珠泉";有的泉喷涌而出,冒出很高的水头;有的时流时止,格外引人兴趣,这就是"间歇泉";"水热爆炸泉",则是一声巨响,泉水涌出时带着大量蒸气、泥沙直射高空,极为壮观;"水火同源泉",位于台南县关子岭北麓,泉水从岩石裂隙中喷出,流入小水池,水清见底。但是如果用火种去点燃,即会有火焰从水中升起,这是因为地下水中含有甲烷,所以当人们用火种点燃泉水时,实际上是点燃了随水而出的甲烷所致。安徽寿县的"喊泉",大喊大涌,不喊不涌。更有一些奇特的泉水,如搅动杭州龙井泉的水潭,其表面可形成明显的水圈;如随着泉水的流淌而涌出了鱼群,浮出了桃花;又如有的泉流出的不是清亮的泉水,而是在特定情况下变化成乳白色、朱红色。因地下水的赋存条件不同,它们中有四季如汤的温泉,刺骨冰肌的冷泉,喷涌而出、飞翠流玉的压水泉,清澈如镜、汩汩外流的潜水泉,腾空而起、水雾迷漫的喷泉,时淌时停、含情带意的间歇泉,祛病疗疾的药泉,更有北京西山的玉泉甘甜健身。还有离奇古怪的水火泉、甘苦泉、鸳鸯泉,以及杭州西湖的虎跑泉、江西庐山的聪明泉等。这些名泉,均对风景有锦上添花之妙,因而誉满中外。

三、温泉养生功能

矿泉疗法是指利用矿泉水预防和治疗疾病的一种方法。矿泉水能够治疗疾病、防病健身主要在于矿泉水的温度、浮力、压力、无机盐的物理作用,以及矿泉水中所含放射性元素对调节机体各系统功能的综合作用。

利用矿泉水防病治病在我国有着悠久的历史。我国古代的许多著作,如《水经注》、《太平环宇记》、《古今图书集成》等,对温泉都广有记载。医药巨著《本草纲目》记述了我国的600多个矿泉。李时珍根据调查和实践的大量资料阐明了矿泉疗法的适应证、治疗方法,并规定了疗程,说明了注意事项。例如,"温泉主治诸风湿、筋骨挛缩及肌皮顽痹、手足不遂、无眉秃发、疥、癣诸疾"。"庐山温泉有四孔,四季皆温暖,可以煮鸡蛋"。由此可见,早在400年前我们的先辈就对矿泉治病有了较系统的认识。

解放后,我国疗养学界在矿泉水的理论研究和临床运用上都取得了很大成就。对矿泉温度、所含的有价值的无机盐及本身的物理性能等方面对人体的作用,都作了较系统的科学探讨。

温泉和地热水中含有氡、溴、硼、硫化氢、铁、硅、碳酸、碘等对人体有医疗保健作用的微量元素及无机盐。温泉中的碳酸可治疗胃肠道疾病、心脏病、高血压及老年性便秘;硫化氢可使皮肤软化,并溶解皮肤角质,能杀灭皮肤上的寄生物,治疗皮肤病;铁可治疗各种贫血症、体质虚弱和营养不良;碘可治疗甲状腺肿大、动脉硬化、高血压、咽喉不适等;溴可治疗神经官能症、自主神经紊乱症、失眠症;硅酸可软化血管,治疗动脉硬化;氡可治疗心血管疾病,尚有消炎、镇痛、止痛等作用。

医疗温泉分布最密集的是西藏南部、云南西部和台湾省,占全国已知温泉总数的 60%,温度也比较高;其次是东南沿海诸省和辽东半岛、山东半岛等地,其数量和温度均不及前者。我国的温泉不仅分布广泛,而且类型齐全,几乎包括了世界上所有类型的温泉。大致可划分出藏滇热水带、台湾热水带、东南沿海热水带、胶辽热矿水带、南北热矿水带。此外,在一些沉积盆地中也蕴藏相当可观的中低温热矿水资源,如松辽、华北、江汉、四川、柴达木、准噶尔和塔里木等地。

(一)作用机制

矿泉和温泉用于人类医疗保健事业已有悠久的历史。我国在 20 世纪 50 年代已建成上百所温泉疗养院。其具体作用如下:

1. 温度作用 温水浴可使末梢血管扩张、脉搏加快、血压下降,调节神经系统的兴奋-抑制过程,对动脉硬化、高血压、脑溢血后遗症的功能恢复都有一定的治疗效果。如果水的温度过高,血液循环加快,会增加心脏和血管的负担,所以对心血管疾病患者应该禁忌。

冷水浴能提高大脑皮质的兴奋性,并通过体内神经、体液的调节,有提高心肌能力、改善心肌营养的作用。

2. 浮力作用 矿泉水的比重比淡水高,所以人体在其中所受的浮力也比淡水大。由于浮力关系,使肢体重量在水中变轻,运动变得容易,有利于运动障碍的肢体活动。此外,温泉可促进肢体的血液循环,所以对关节功能障碍、骨折后遗僵硬症、神经麻痹、肢体瘫痪者,均有利于功能的恢复。

3. 压力作用 人体在浸浴时,胸腹及四肢都因静水压力而缩减。比如,胸围可缩减 1 厘米~3.5 厘米,因而吸气感觉困难,呼气感到舒畅,这就促使浸浴者加强呼吸运动和气体交换,对肺气肿、支气管哮喘患者有利。同时因肢体受压,特别是下肢受压,使心脏静脉血液回流变得容易,右心室容量增加,从而心输出量也就增加,促进了血液循环和物质代谢过程,所以对水肿、关节肿胀、静脉曲张等有治疗作用。但是,由于静脉回流量加大,心脏负担加重,所以对心功能障碍者不利。

4. 化学作用　温热、浮力、压力等作用在淡水浴中也可得到,而化学作用则是矿泉水所独有的作用。

矿泉水的化学作用取决于它所含的化学成分。饮用时,化学成分经胃肠粘膜吸收进入血液发挥作用,浴疗时是通过皮肤进入体内。有的不经过皮肤吸收,而是附着在皮肤上,形成具有医疗作用的药物分子薄膜,对人体的神经末梢感受器发挥作用。浴疗时还可经呼吸道把气体成分和挥发性物质吸入体内,如氡、二氧化碳、硫化氢等,从而发挥治疗作用。

(二)不同类型温泉的保健功能

1. 淡温泉　我国和国外的许多温泉属于此类,如临潼华清池温泉。单纯温泉高温浴适用于各种慢性风湿性和类风湿性关节炎、神经炎、神经痛、增生性骨关节炎、外伤后遗症、腰肌劳损、牛皮癣、鱼鳞癣、神经性皮炎、慢性湿疹、糖尿病、痛风、慢性盆腔炎、慢性附件炎等。不感温浴(水温在 $34\,^{\circ}\mathrm{C}$ ~ $36\,^{\circ}\mathrm{C}$)适用于高血压、早期动脉硬化、轻度冠心病、心脏神经官能症、脑血管意外后遗症、神经衰弱、自主神经失调、更年期综合征、不孕症等。

2. 氡泉　氡是弱放射性气体,在其蜕变过程中所产生的 α、β、γ 射线具有穿透能力和很强的电离能力,1 升水中氡气的含量在 2 毫微居里以上。氢泉对治疗神经衰弱、心律失常、高血压或低血压、糖尿病、内分泌紊乱、月经不调、皮肤瘙痒等多种疾病都有较好的疗效。饮用氢泉水主要适用于痛风、尿道结石、风湿病、糖尿病等。故氢泉有矿泉之精的美誉。

3. 硫化氢泉　是指 1 升水中含硫量在 2 毫克以上的泉水,它能使皮肤硫平衡改善及皮肤营养代谢状态好转,硫化氢可溶解角质,软化皮肤,帮助肉芽和上皮细胞生长,有助于皮肤外伤的治疗。硫化氢泉浴还可改善皮肤血液循环及新陈代谢,所以对皮肤疾患有显著的治疗效果。主要适应证有各种慢性关节炎、神经痛、神经炎、梅毒、慢性重金属中毒、糖尿病、慢性皮肤病、银屑病(牛皮癣)、神经性皮炎、湿疹、轻中度高血压、Ⅰ～Ⅱ级心功能不全等。饮用的适应证为习惯性便秘、痛风、风湿病、糖尿病、慢性支气管炎、喉炎等。急性腹泻、急性炎症、严重的动脉硬化症为禁忌证。

4. 硅酸泉　硅酸是机体生长和骨骼发育必不可少的元素。硅酸浴有助于湿疹、皮肤瘙痒、银屑病和妇女生殖粘膜病的治疗。

5. 碳酸氢钠泉　碳酸氢钠泉又称"天然苏打水",可软化皮肤,浴后会感到皮肤光滑柔软,清爽舒适,对创伤、皮肤病有疗效;饮用能溶解气管的粘液,帮助消化。泉水在水解时形成氢氧根离子,呈碱性反应,因而又称碱性泉。主要适应证为慢性皮肤病、烧伤后遗症、慢性风湿病、慢性胃肠炎、胃酸过多症、糖尿病、痛风、尿路结石、慢性支气管炎、咽喉炎、妇女慢性生殖器炎等。禁忌证有肾炎、肾盂肾炎、水肿等。

6. 铁泉　是指 1 升温泉水中含铁离子在 10 毫克以上而言。主要适宜于各种慢性失血性贫血、寄生虫性贫血、慢性疟疾、慢性病恢复期。浴用对妇女慢性生殖器疾病、慢性皮肤病等有一定疗效。

7. 碳酸泉　是指 1 升温泉水中含游离碳酸 0.5 克～1 克以上的矿泉。它作用于人体,可使周围循环血量增加,血压下降,组织营养改善,并能促进消化和排泄。适用于心肌劳损、疲劳综合征、肥胖、Ⅰ～Ⅱ级心功能不全、轻中度高血压病、早期冠心病、心肌炎、末梢循环障碍、脑血管痉挛、雷诺病、脑血栓后遗症、慢性胃炎、胃酸缺乏症、胃下垂、习惯性便秘、坐骨神经痛、神经炎、慢性肾炎等。禁忌证有较重的心功能不全、重度高血压病、急性风湿病、急性炎症、3～6 个月的心肌梗死、胃及十二指肠溃疡、胃酸过多、腹泻等。

我国著名温泉、矿泉有黑龙江五大连池矿泉、青岛崂山矿泉、吉林长白山温泉、辽宁汤岗子温泉、兴城温泉、北京小汤山温泉、河北承德热河温泉、江苏南京汤山温泉、福州温泉、台湾温泉群、广州从化温泉、陕西临潼华清池、重庆南北温泉、云南腾冲温泉群等。

温泉保健旅游是目前传统旅游的热点。到热气腾腾的温泉水中娱乐、洗浴,洗去疲惫劳乏、烦躁忧虑,既惬意舒畅,又健身强体,美容祛病,成为旅游休闲、度假、疗养、娱乐的首选项目。现在有许多温泉地设有室内游泳馆、温泉洗浴室、康复疗养治疗室。利用矿泉进行医疗,最常见的如饮用、洗浴,此外还创造了一些特殊的方法,如熏蒸疗法、矿泥疗法、矿泥浆疗法。

中医认为,通过饮矿泉水和用矿泉水温泉淋浴,是一种纯天然养生方法。矿泉水有滋阴养津、解毒通淋、利尿的作用,可用于糖尿病、关节炎、慢性胆囊炎、失眠、烦躁等病症的辅助治疗。

四、我国医疗名泉与温泉浸浴须知

我国被誉为"天下第一泉"的有庐山谷帘泉、江苏镇江中冷泉、北京玉泉、济南趵突泉,天下第二泉是无锡惠山泉,天下第三泉是苏州观音泉,天下第四泉是杭州虎跑泉。

我国各地有温泉、地热疗养院(所)和康复中心数百处,其中历史悠久而著名的主要有北京小汤山温泉、陕西临潼华清池、广东从化温泉、重庆南温泉、辽宁汤岗子温泉、贵州息峰温泉、山东威海温泉、吉林长白山温泉、抚松温泉、黑龙江省五大连池矿泉、山西忻州奇村温泉等。温泉疗养院多设有水枪、周身淋浴、上行淋浴、浴盆水疗、水电疗与水平波动等项目。

(一)我国以医疗价值而闻名的泉

1. **汤岗子温泉**　位于鞍山市区南,共有泉眼 18 处,总涌水量达 1 000 吨/日。水温 57℃～72℃。泉水含有钾、铝、钠、镁、硫、氯、氡、可溶性硅酸、重碳酸钠等成分。因而对风湿性关节炎、类风湿、皮肤病、外伤后遗症、慢性妇科病有显著疗效,并可增强体质,有益健康。

2. **五大连池**　在黑龙江省原德都县,因泉而成为举国闻名的度假疗养地。医疗价值最大的为药泉,水中含有大量二氧化碳及锶、钠、钙、镁、锰、铁、重碳酸根等离子和二氧化硅及锶、钡、镭、氡等微量元素,属重碳酸镁钙型矿泉水。其疗效显著,被誉为"药泉",可治疗胃炎、消化系统溃疡、肝炎、高血压、神经衰弱、皮肤病、风湿病、关节炎,对牛皮癣、头癣、鱼鳞病、斑秃更有奇效。

3. **阿尔山温泉**　位于内蒙古乌兰浩特科尔沁右翼前旗

阿尔山镇,共有温泉48个,组成南北两个泉群。泉眼密集,相距咫尺,却南冷北热。冷泉温度不过3℃,热泉则高达48℃,而且水质各不相同,医疗功能也因之而各异。饮之可消炎化食,对胃溃疡有特效;既饮又浴,可医治中耳炎、角膜炎、结膜炎等;若两泉混合饮用,还有提神醒脑之效。这里形同一个综合性医院。

4. 从化温泉 泉水中含有钙、镁、钾、钠、氡、二氧化硅等化学元素和无机盐,其中尤以富含氡气为特色因而属于氡水泉,对30多种疾病有不同程度的疗效,如神经痛、神经衰弱、关节炎、某些皮肤病和妇科病、慢性胃炎及肠炎等消化系统疾病、脊椎炎、早期高血压病等。

5. 福州温泉 水中含有钾、钠、硫、钙、镁、铁、氯、氟以及钼、钛、镓等微量元素,对皮肤病、风湿性关节炎、神经痛等多种疾病疗效显著。

6. 清新温矿泉 清新温矿泉坐落在温泉之乡——广东省清远市清新县三坑镇,方圆5.5平方公里,距广州市仅90分钟车程。这是一个园林式的露天温泉,设有多个大小不一、风格各异的纯天然温泉浴池,较有特色的有涌泉瀑布、石温泉、木温泉、泡脚亭、沙滩游泳区等。清新温矿泉不含硫,是属于高温的含锶,偏硅酸的硫酸钙泉。泉水水温高达60℃以上,水质清澈澄明。可饮可浴,爽身润肤,对风湿痛、早期高血压、心血管等多种疾病具有特殊的辅助疗效。清新温矿泉也是目前国内一处独具特色的露天温矿泉理疗度假胜地。

7. 温州承天氡泉省级自然保护区 位于泰顺县雅阳镇境内,泉水神奇,常年水温62℃,日出水量500吨以上。对风湿病、关节炎、牛皮癣、神经性皮炎以及心血管病、糖尿病、妇科病、高血压等有显著疗效,是国内罕见的高热矿泉。承天氡泉自然保护区内水系纵横,峡谷幽深,悬崖峭壁,其气势磅礴无比,是温州市四大王牌景区之一。景区内还有神龟望瀑,南宋古刹宝林寺,三级瀑、四级瀑等景点。

8.原平温泉疗养院　位于忻州镇北5公里的大营村,据测定,水温44℃,水中含有氟、硼酸盐、硅酸盐、氡气等。其中硼酸盐温水可以治疗皮肤病、粘膜伤口和溃疡等;硅酸盐水可治疗牛皮癣、湿疹、癣疹、炎症等。根据有关资料介绍,泉水含氟,对牛皮癣疗效颇佳,高氟地下热水可以使人体某些免疫能力增强。

(二)温泉浸浴须知

1.洗浴时宜轻轻入水,在水中静卧或轻摇身体,或双手轻推水动,以增加氡气与皮肤的接触面积及摩擦刺激,但切忌大动或猛搅,以防止氡气大量逸出水面,降低氡气在水中的浓度,因而影响治疗效果。

2.浸浴时出现倦怠、心悸、眩晕、头痛、呕吐等不适,应暂停浸浴,休息5～7天后再进行浸浴。如再次出现反应,应终止浸浴。

3.洗浴时切忌使用洗衣粉、肥皂、洗发膏等化学洗涤剂及化妆品,以防泉水发生化学变化,影响治疗效果。

4.洗浴时头部与前胸应露出水面,避免增加心肺负担,产生心悸、胸闷、气短等。

5.洗浴时可轻推或活动功能障碍的肢体,或推拿、揉搓疼痛部位,以起到水中按摩或水中体操的作用。

6.洗浴时水温以在38℃～42℃为宜,不得随意对水加温、放水,以防止烫伤或水量过少而影响治疗效果。

7.洗浴时以前额微汗或小汗为止,严禁大汗淋漓。休息室内应通风,使空气流通。严禁温度过高,过高容易发生缺氧,出现休克。

8. 洗浴后切忌用毛巾或手猛擦皮肤,也不必把身上的水珠全擦干,应保护好附着于皮肤表面的放射性活性薄膜。应轻披浴巾,在休息室中休息 10～30 分钟。

9. 洗浴时间应有规律,每天洗浴不超过 2 次(即上午 1 次,下午 1 次),每次不得超过 1 小时,在这 1 小时的时间内,下水浸泡 2～3 次即可。

10. 患有高血压的人在洗浴时应先洗下肢,增加下肢血容量,相对减少头部血管扩张。这样,既能达到调整血压的治疗目的,也不会发生头晕等现象。

11. 在温泉洗浴初期,一般在 3～7 天后,可出现全身倦怠、疲乏无力、睡眠不佳、气短胸闷、心悸怔忡、头痛头晕、周身不适、脘闷呕恶、食欲不振等。病变局部亦可出现疼痛加剧,活动受限,眼睑水肿,或全身轻度水肿,皮肤有少量散在皮疹等表现,一般数日后这些症状会自然消失。如果反应过重,或伴有其他不适感,应及时就医检查,查明原因及时处理。

12. 浴场应有监护人员,备有救生器材和抢救药品。医护人员要熟练掌握溺水急救技术,确保安全。

第九章 "三农"养生健身游

随着工业化、城市化进程和生活水平的提高,人们越来越感到城市空间的狭小和不适。在要求食品新鲜、安全的同时,更需体验回归自然的感觉。人们期望能到都市以外寻找一处幽静的休闲场所,一种以体验"天人合一"感受的农村旅游便应运而生了。

"三农"(农村、农家、农业)旅游是让久居喧闹都市的人们到恬静的乡村度假,在绿色的海洋中遨游,重新认识大自然的价值,增强城乡人民的友谊和交往,这是现代旅游业向传统农业延伸的一种新尝试。目前开展的各种农业旅游形式很多,如"当一天农民,做一天农活"等观光性质的旅游,有的涉足租地种菜、投资养殖等,已搞得红红火火。

一、"三农"旅游简介

发展"三农"(农村、农家、农业)旅游是一种世界性的潮流。在一些发达国家,观光农业旅行主要有以下两种形式:一是市民农园。不少农家的土地除自己耕作外,还有一部分则出租给城市居民业余耕作。市民只要付一定的土地利用费,就可以尝试农耕生活,学习农业技术,了解植物的生长规律。日本、韩国、德国等国家都有为数众多的市民农园,这些市民农园注重参与性、体验性,市民们可以自己动手种菜、施肥、浇水,进行农田管理,还可让自己收获的农产品参加各种展评活动。二是农业公园。是一些发达国家发展观光农业旅游的另一形式。在空闲时间,市民只要买一张门票,就可以自由自在地在公园里观光,看看碧绿的蔬菜,闻闻芳香的鲜花,采摘鲜嫩的水果,尽情地享受大自然赐予人类的恩惠。临走时,市民们还可以得到一袋自己采摘的新鲜农产品。

农村的田野,空气清新,芳草茵翠,鲜花斗艳,百鸟争鸣。置身于如此优美的大自然怀抱中,自然使人心情舒畅,疲乏和忧愁也在不知不觉中悄然离去,人的心理活动得到充分调节,这对于振奋精神、养生保健是大有益处的。爬山涉水能更多地接触阳光和新鲜空气,能增强心肺功能,促进血液循环,使血脉通畅,思维活跃;还能促进胃肠蠕动,改善消化功能,增进食欲。另外,通过爬山涉水使腿部力量增强,筋骨变得更加灵活健壮。由于农村是绿的世界,且空气中负离子的含量多,适宜进行空气浴、日光浴,以吐故纳新,调和呼吸,久而久之,必能使气血冲和,心宁神安,既提高人体的抵抗力,又振奋了精神。

二、我国"三农"旅游现状

长期以来,因传统观念的影响,农村、农业似乎都与旅游不相关。然而,随着现代旅游业的快速发展,拥有较好生态环境的农村和特色农业已成为发展旅游业的重要载体。各种城郊休闲游、乡村旅游、农家乐旅游,将农业和农村融入了现代旅游大潮之中。农村作为一个现代旅游目的地,接纳着越来越多的旅游者。

人们旅游的行为要与自然环境更加和谐,在满足人们亲近自然、回归自然的愿望的同时,最大限度地减少污染、保护环境。对生态旅游来说,农村旅游具有得天独厚的优势和贴近自然的条件,农业生态旅游正成为一种时尚。与传统的以人为主体观赏大自然奇山异水的旅游不同,现代农业生态旅游是在发展农业生产的基础上,利用农业和农村景观吸引游客前来游览、品尝、休闲、体验、购物的一种新型农业经营形式,体现了人类与大自然的和谐、"天人合一"的境界,增强人们生态保护意识和保护环境的责任感。

为顺应这种时尚,许多靠山吃山、靠水吃水的农民则兴办起请城里人来吃农家饭、干农家活、住农家房、享农家乐的旅游项目。这种以农业为主的旅游方式,不仅受到城市居民的青睐,也为农民带来可观的经济效益。一些农民自发开办了农家乐旅游,各种各样的乡土味浓郁、颇具地方特色的旅游悄然涌现。到这些地方休闲的都市人,置身干净、整洁的农家小院,品浓酽的香茗谈天说地,和亲朋沿着田间小径散步,嗅泥土的芳香,都不乏轻松和惬意。游客还可以亲自下到田间地头,浇水种菜或采摘收割,亲身体会田园情趣。再如,游客经过一番艰苦的攀登,便可以采摘一些瓜果梨桃,享受自己动手采摘劳动成果的乐趣。有些地方,农民利用在山上种植的农作物和果树搞起的采摘游也很受欢迎。还有给游人提供了吃住农家、绿洲度假等服务。有的村庄推出的走进乡间体会民俗套餐活动,更是别有新意。对于久住城市的游客来说,入住农家,尝一尝白薯粥、腊八粥、杂面、窝头、贴饼子,自然另有一番风味。在渔村,突出渔家的生活乐趣,让游客领略海岛的自然风情。游客住在渔家,吃在渔家,看渔家锣鼓和舞龙,跟船老大出海打鱼或钓蟹,还可以赶小海、拣海螺和鹅卵石。入夜,看渔家自娱自乐的小节目,还可以邀渔家一起唱卡拉 OK,或跟渔家拉家常……这一切更具有特色风味。徽州区蜀源村养生旅游自向上海等大都市提出以来,养生度假的老年人成批来到该村,吃农家饭,住农家小楼,收费不高,服务周到。徽州区蜀源村休闲、养生基地的医务所,坚持每晚到接待户家中,探视每位到该村休闲的老年人,查问身体状况,这一举措特别受到旅游者的欢迎。

三、"三农"旅游内容及注意事项

(一)"三农"旅游内容

三农旅游是现代旅游的一种形式,即到农村去度假旅游。我国江苏昆山周庄、无锡江阴的华西村都有农村旅游中心。旅游者可直接住进农家,参加农民龙骨水车灌田,骑着水牛在田埂放牧,吃农村的风味菜肴、点心,喝农家酿制的香甜的米酒,与农民亲切交谈。对于长期生活在城市里的旅游者来说,充满新颖、奇异、愉悦、浪漫。在安静、清新的农家环境中生活一段时间,食用绿色食品,享受农村的田园风光,特别有益于游客的身心健康,返城时,还可购买新鲜的农副产品。

时下的农业生态旅游主要类型有滨海的渔家风情、森林公园、农家度假村等观光旅游。这些旅游项目在建设中一般不搞大型人造景观,而是紧紧围绕自然特色、民俗风情,为游客营造一种远离尘嚣、返璞归真的自然境界,让游客赏心悦目地领悟大自然的美景,是生活在现代工业文明中的人对提高生活质量提出的一种理想、一种哲学精神的领悟,所强调的是对自然界的回归。

农村像一本千年古书,描绘了一幅油画似的水乡风情,从小桥、流水、农家小院到古道、老树、山崖,穿街过巷,寻古探幽。北方的冰雪世界,银装素裹;西北的黄土高坡,恢宏苍朴;

南方的古榕农舍,别有洞天……农村是一个宁静温馨、充满活力的世外桃源,不仅孕育了万物生命,更是洗涤心灵的理想所在。

三农旅游无疑是保健养生的一条捷径。充分利用广大农村的自然山水、生态环境来进行生态旅游健身,将会收到很好的效果。其实,在农村不只是空气负离子具有保健养生的作用,无污染的绿色食品、农家菜肴同样是人们所向往的。在人们更加关注生命,关注健康和对旅游产品需求日益多样化的今天,旅游业更应充分利用这些资源,在旅游中进一步突出保健功能。开发保健旅游这一农业生态旅游专题,具有广阔的发展前景。

"三农"旅游的兴起,无疑给生态保健旅游增添了新内容。"三农"旅游主要是让旅游者在旅游过程中,既了解中国的传统文化知识,又学到一些养生健身的方法,是一种既达到旅游目的,又达到健身目的的专项特殊旅游项目。这些项目的开发可通过旅游部门和医疗机构的配合和合作,采取在著名风景区、自然保护区、饭店、康复中心等推出保健之旅的方式。目前,庐山推出了各种康复理疗,中医之旅(包括针灸按摩、医疗保健操、太极拳、中药、矿温泉浴、药膳等)。北京香山饭店推出了中医研修旅游、演练功法旅游、中国美容术旅游等。名医用中医方法为旅游者检查身体,并开中药处方,配置滋补品,传授保健知识,检查保健治疗效果,提出建议和注意事项等。当然,通过在旅游中安排和增加包括垂钓、采摘、游泳、野营、观赏农家田园,外加绿色膳食在内的自然化健身的旅游方式,使游客通过旅游收到运动健身的效果,也是保健生态游的一种重要方式。旅游服务行业还可吸引、组织那些有一定生活自理能力,年龄不很大,疾病不很严重的老年人和残疾人去农村度假旅游,边观光、边治疗,从而达到保健和治疗的目的。将保健旅游与游览自然风景名胜相结合,使游客在旅游过程中轻松自如、兴趣盎然。同时,旅行社还应该培养特殊的保健导游人员,提供完善的配套服务。

当前,保健这一生活新概念已进入千家万户,正日益成为一种新的时尚。旅游业如果能适时推出"三农"旅游这一专题,不仅丰富了旅游内容,而且也是对旅游功能的一大开拓。可以肯定,"三农"旅游必将在提高全民素质和促进健康长寿方面起到积极的作用。

(二)"三农"旅游注意事项

1. 旅游者

(1)尊重地方文化,尽量不要把城市一些不良的生活习惯带到参观地。

(2)不要太靠近野生动物,同时不要随便去投喂它们。

(3)不要购买受保护和濒危的动、植物或它们的制品。

(4)爱护农家设施,尊重农家习俗。

(5)在参观一个地方之前,要了解当地的自然和文化特点。

(6)通过访问,对你的日常生活与环境的关系取得更清楚的认识。

(7)通过你的旅游经历,要生活得更贴近大自然,并且使自己的生活方式更利于自然环境保护。

2. 旅行社和导游

(1)带着自然旅游和有益于环境保护的目的来制定计划。

(2)选择可以开展生态旅游的旅游景点。

(3)在计划阶段,听取专家、环境保护组织和当地社区的意见。

(4)培训导游,使他们理解生态旅游的概念。

(5)安排熟悉当地风俗和文化的地方导游。

(6)选择由当地人经营的旅馆,并向旅游者建议购买对环境有益的纪念品。

(7)鼓励旅游者与当地人进行交流。

第十章 海滨养生健身游

目前,海水浴、海砂浴、海滨空气浴、日光浴、海泥疗法、海藻浴、海滨气候疗法等养生保健运动越来越受到重视。因为海水中所含的稀有元素丰富,有益于健康,对关节炎、皮肤病和防止衰老等均有疗效。海水浴的特异性作用是锻炼循环、呼吸、运动和热调节等系统的功能,减少血中酮体的形成等。

一、海 砂 浴

在海滩地区用经过处理并符合卫生要求的海砂做为导热介体,向人体传送热能治疗疾病的方法,称为海砂浴。

海砂根据其颗粒直径大小不同而分为砾石、粗砂、中砂、细砂、极细砂、粗粉砂、细粉砂。海砂浴者以细砂(直径 0.25 毫米~0.125 毫米)为最好。

海砂的成分主要是二氧化硅、氧化钙、氧化镁、三氧化二铁、三氧化二铝等氧化物和大量的经过海水浸泡而滞留于海砂颗粒表面的钠盐和镁盐。

(一)海砂浴的温热效应

热能在固体中的传递称为传导。海砂浴中热源与人体之间即为热的传导。传导热的特点为在治疗过程中热源的温度逐渐下降,体表与热源接触的部位温度最高,但是热的穿透力较弱,作用仅限于皮肤。

人体皮肤是热的良好反射体和不良导体。吸收热先遇到皮下毛细血管和皮下脂肪中高度集中的水分子,并受其物理和生理反应的支配。水的比热(即1克物质升高摄氏1度所需要的热能)几乎3倍于其他分子,因而皮下组织的水分子就成为一个良好的储热器和隔热体,它对维持体温的相对恒定具有重要作用。海砂浴正是基于此原理而发挥热效应的。

(二)海砂浴热的生理效应

海砂中所存储的热能供给机体细胞后一般在45℃～60℃之间,此温度段一般只发生可逆性变化,组织结构不产生破坏性改变。海砂浴热的生理效应如下:

1.组织代谢增强,主要表现为细胞内外物质交换加强,酶的活性提高,氧气及营养物的输送和代谢产物的排泄加速。

2.血液循环加速。

3.感觉神经的兴奋性降低。

4.肌肉和纤维结缔组织的张力降低,弹性增强。

5.免疫力增强。

(三)海砂浴的临床效应

由于机体吸收海砂中一定的热能,可使局部皮肤温度升高2℃左右,皮肤电阻降低,局部组织血管扩张,组织代谢增高,肌肉的伸缩性或张力可以降低或弹性增加,关节活动度增大。全身反应主要有呼吸加快,基础代谢率增高,这有利于改善血液循环,促进代谢废物的排出。抗炎作用主要表现为血液中的白细胞增加,毛细血管压升高和体液酶的变化。通过上述作用可以改善组织营养供应,促进炎症吸收和组织再生能力,有利于炎症、水肿、粘连、渗出物和瘢痕的消散和吸收。

在海砂浴中,机体吸收热的量、速度和持续时间与下列诸因素有关:

1.海砂的温度和治疗持续时间。

2.皮下组织毛细血管和脂肪含量。

3.保持体温恒定的下丘脑和皮肤神经控制。

4.海砂浴场周围环境的温度和湿度。

5.吸收和排泄机制。

6.年龄、性别、营养、光合作用、敏感程度和所患疾病情况。

(四)海砂浴的机械效应

当海砂的微细颗粒与体表皮肤密切接触时,则对机体实施一定的压力和摩擦刺激。海砂对机体所施加压力的大小与受压部位海砂的厚度成正比,海砂的厚度在 10 厘米左右时,体表所受的压力为 20 公斤。腹部进行海砂浴时,可促进全身静脉血回流,回心血量和心输出量相应增加。腹部施压后造成吸气费力,呼气轻松,可使膈肌上升 1 厘米左右,从而胸内压增高,迫使机体用力呼吸进行代偿,增加呼吸深度。这样可以改善肺组织的弹性和膈肌活动度,增大胸廓活动范围,提高肺活量,促进气体交换和新陈代谢。因此,经常进行海砂浴可提高心肺功能。但是对心脏病患者,尤其是心功能不全者,容易诱发心绞痛或加重心力衰竭,不适合进行胸、腹部的海砂浴。

海砂的颗粒作用于体表,还可以产生摩擦力。通过刺激皮肤末梢神经感受器,使局部产生电流,可以引起神经系统兴奋,促进表皮细胞新陈代谢,增加皮肤对某些化学物质的渗透性。刺激信号由传入神经传到中枢神经,可调节大脑皮质功能,进而对全身各系统产生影响,尤以对心血管和呼吸系统作用更为明显,通过对体表产生的摩擦刺激,可使血管的舒张和收缩功能加强。

(五)海砂浴的治疗方法

1.海砂的处理　治疗用砂应是未被污染的清洁干燥的细砂,砂粒的直径最好为 0.25 毫米左右,其中不应混有小石块和贝壳等大块的杂质。由于砂子疏松,热容量和热性大,所以很容易被加热。将处理好待用的海砂利用日光充分暴晒,加热到 45℃～50℃即可用于治疗。

2.治疗方法

(1)全身砂浴法:在海滨的海水浴场或日光浴场中专门划出一个面积约 10 米×10 米的海砂浴场,其周围用矮小的绿化植物做围墙。将处理好的海砂用日光充分加热到所需温度后,让被治疗者躺在海砂上,用热砂撒在除面、颈、胸部以外的全身,生殖器用白布遮盖,头部用太阳伞遮荫或戴防护眼镜。砂的厚度为 10 厘米～20 厘米,腹部稍薄,为 6 厘米～8 厘米,治疗时间为 30～60 分钟。治疗结束后用清水或海水冲洗,在阴凉处休息 20 分钟。在夏季海砂浴可与日光浴,海水浴配合进行。

夏季以外的时间也可进行海砂浴,但需对海砂进行人工加热,可用蒸气或铁锅加热,将海砂加热到 50℃～60℃后装入一个长方形的箱中或铺在床上,砂厚 8 厘米～10 厘米,患者躺入其中,体表覆盖 5 厘米～10 厘米厚的热砂,腹部略薄一些,面、颈、胸部及生殖器等暴露,外面用毛毯或棉被保暖,头部和心前区应置冷敷。首次治疗时温度可稍低一些,一般控制在 45℃～47℃即可,随着治疗次数的增加,温度也可逐步增高,有时可增高至 50℃～55℃,但一般情况下控制在 55℃

以下,治疗时间开始可为 10～15 分钟,以后逐渐增加到 30～40 分钟,治疗结束后用温水冲洗,休息 20～30 分钟。全身砂浴法隔日治疗 1 次,15～20 次为 1 个疗程。

(2)局部砂浴疗法

①四肢局部砂浴疗法。进行四肢局部砂浴时,需要准备大小合适的木盆,内放约 5 厘米厚度的热砂,将手足放于其中再用砂覆盖,然后用毛毯或棉被盖好保暖,治疗温度为 50℃～55℃,治疗时间为 1 小时,隔日治疗 1 次,15～20 次为 1 个疗程。

②腰部砂浴法。在砂浴场铺上油布,其上放 8 厘米～10 厘米厚治疗用热砂,患者腰部置于热砂之上,治疗温度为 50℃～55℃,治疗时间 30～40 分钟,隔日 1 次,15～20 次为 1 个疗程。

③砂袋疗法。把处理好的海砂加热到 55℃～60℃,装入布袋中并扎紧袋口,布袋体积依治疗部位不同而制成不同的规格。将热砂袋置于治疗部位,治疗时间随热砂自然冷却的时间而灵活掌握。

(六)适应证和禁忌证

1.适应证　软组织挫伤、骨折后肿胀与功能障碍、各种关节炎、肌炎、慢性腰腿痛、坐骨神经痛、佝偻病、慢性肾炎等。

2.禁忌证　高热、急性炎症、恶性肿瘤、肺结核、出血倾向、心力衰竭、感染性皮肤病、体质虚弱、妊娠等。

二、海 水 浴

海水是海滨疗养地重要的自然疗养因子之一。利用海水特性锻炼身体和防治疾病的方法,称为海水浴疗法。海水浴主要是利用海水的理化特性,如利用海水的温度作用、机械作用、化学作用等效应作用于机体,通过对神经-体液的调节,加强机体的生理活动,促进新陈代谢,改善呼吸和循环系统功能等,从而获得消除疲劳、增强体质、防治疾病、促进康复的效果。由于在海水浴的同时又接受日光浴、空气浴和海砂浴等多种效应,因此海水浴具有综合的医疗保健作用。

(一)海水适应试验

在海水浴治疗前应做海水适应试验,因为少数海水浴者对海水有过敏反应,表现为皮肤潮红或出现丘疹、痒感等。极少数海水浴者还出现急性过敏反应,甚至危及生命。海水适应试验的方法如下:

受试者站立或半蹲于脚面深的浅水中,用双手舀水交替冲洗裸露的体表,3～5分钟后,离水上岸观察15～30分钟。如皮肤出现丘疹或风团样改变,或皮肤呈现片状玫瑰红色,伴有痒感、烧灼感,为过敏反应。若出现面色苍白、呼吸困难、四肢发凉、脉搏快而弱、血压下降,为急性过敏反应。如无过敏,可进行海水浴;对海水过敏者严禁入浴,对急性过敏者,应按急性过敏性休克处置。

(二)海水浴反应

人体正常温度在36℃～37℃,夏季近海海水温度为22℃～25℃。实施海水浴时,海水对机体产生冷刺激,机体对海水刺激所表现的反应,称为海水浴反应。其反应过程一般表现为三个阶段:

1. 初期寒冷阶段　人体浸入海水后数分钟,皮肤血管痉挛性收缩,皮肤苍白,出现鸡皮疙瘩,甚至出现寒战、心跳减慢、血压短时升高、呼吸深慢。以上反应是皮肤感受器所表现的反射性活动的结果。

2. 反应性温暖阶段 经短时间适应后,由于适应和代谢机制增强,皮肤血管扩张,皮肤出现蔷薇红色,有热感,血压恢复正常,人体感觉舒适温暖,精神愉快、振奋。以上反应是心血管系统和神经系统适应和代偿机制活动的结果。

3. 调节功能不全期 机体在海水中浸泡时间过长,血管神经麻痹,血管继续扩张,皮肤呈紫红色,再次出现寒战、口唇发绀、鸡皮样反应,形成对机体的损害,表明海水的刺激作用已超过机体适应的阈限。

(三)海水温度效应

人体维持正常体温是产热和散热两个过程动态平衡的结果。在机体的新陈代谢过程中,不断地产生热能,以维持体温。同时,这些热能传导到机体表层,通过辐射、传导、对流以及蒸发等方式不断地向外界放散。分布于人体表层的温、冷觉感受器以及人体深部的温度感受器,接受人体内、外环境温度变化的刺激,发出信息作用于体温调节中枢。经过体温调节中枢的整合活动,相应地引起骨骼肌、内分泌腺、皮肤血管及汗腺等器官活动的变化,改变机体的产热和散热能力,使体温维持于相对稳定的水平。实际上人体各部分温度并不相同,内脏组织器官的温度较高,而皮肤的温度一般为 $33℃\sim34℃$,夏季近海海水的温度在 $22℃\sim25℃$,两者差值在 $10℃$ 以上。当两个温度不同的物质接触时,热便由温度较高的物体传向温度较低的物体。当实施海水浴时,海水作用皮肤的初始阶段,表现为皮肤血管收缩,减少散热,继之产热增强,散热增强,促进了体内物质代谢水平。因为人体的动能、电能、化学能、渗透能等各种形式的能量最终都转化为热能发散于体外,所以在一定时间内,从人体所发散的热能情况,就可以衡量体内的新陈代谢水平。

海水温度对人体的效应程度取决于海水与体温的差值,差值越大,反应越强;海水与机体相互作用的面积越大,反应越强。海水作用的持续时间,在阈限内为良性反应,超过阈限为有害反应。人体的耐受性好,良性反应持续时间较长;耐受性差,有害反应可提前出现。所谓海水的温度效应,就是海水能影响人体的产热和散热过程,激发酶促反应,促进物质代谢和能量交换,提高人体对环境温度变化的适应能力。

(四)海水机械效应

海水对人体的静水压力作用、水流冲击作用和浮力作用,使表浅淋巴、血液回流增加,呼吸量增加。海水的摩擦力可调整神经、精神功能,改善血液循环。海水的浮力作用可减轻骨骼、肌肉负荷,使肌肉、骨骼在松弛状态下做锻炼运动。

静水压是指周围的海水对在水平面以下的人体所施加的压力。当机体浸到海水中时,身体被水浸的部分就要受到海水静压力的作用。所受的压力大小与从承压部位到水平面的垂直距离成正比。这种静水压作用可以影响体液的分布。根据静压力的大小与承压部位的深度成正比的规律,人站立海水中,下肢承受的压力最大,腹部的压力大于胸部,使静脉回流容易,回心血量增多,心输出量增大。海水的静压力对呼吸的影响可压迫胸廓、腹壁,使横膈上升,胸内压增高,从而迫使机体用力呼吸来代偿,增强呼吸深度,改善肺组织的弹性和膈肌的活动度,增大胸廓活动范围,提高肺活量,从而加强呼吸运动,促进气体交换。海水浴时胸腹部受到水的压力,呼吸肌作用加强,可治疗支气管炎和肺气肿。

海水是一种具有粘滞性的流体,由此可产生海水的摩擦力。海水的摩擦力作为一种机械刺激,它的冲击作用能引起神经系统兴奋,刺激信号由周围神经传到中枢神经,调节大脑皮质功能,进而能对全身各系统发生影响,如心血管、呼吸、肌肉等系统,可影响到泌尿系统、内分泌系统、免疫系统功能。其中影响最显著的是心血管系统,因海水水流对体表的冲击作用,使血管的舒张和收缩功能得到加强,从而加强了血管弹性和韧性,可帮助老年人改善心肺功能和脑血管微循环,对增进健康,延缓衰老有益处。

根据阿基米德定律,人体沉入水中,将产生自然向上的浮力。在海水中,由于浮力作用,肌肉、骨骼负荷减轻,使肌张力降低,能解除肌肉疲劳,还使全身大部分的关节处于放松状态,能屈伸自如,可进行各种水中体操活动,使身体匀称发展,得到锻炼。对肾病、糖尿病、肥胖症、哮喘、过敏症等疾病的患者,有治疗效果。同时,海水浴可使肌糖原和肌红蛋白储备量增多,使萎缩的肌纤维增粗,肌力增强,有利于某些运动系统疾病患者肢体功能的恢复。海水浴对人体中枢神经系统的兴奋与抑制能起到良好的调节作用,对失眠、健忘、抑郁症及神经衰弱有明显的治疗作用。

(五)海水化学效应

海水所含化学元素对人体的作用称为化学效应。海水含有以氯化钠为主的多种无机元素、有机化合物及放射性元素。海水中的盐类可通过神经-体液途径,调节神经、循环功能,促进新陈代谢,改善食欲和情绪。海水所含多种微量元素,通过皮肤粘膜进入机体,影响机体生理效应,参与各种酶的代谢,对延缓衰老、增加免疫功能有良好的功效。

放射性同位素研究表明,海水中有的元素可附着于体表,通过对皮肤的刺激发挥作用,如氯化钠可存积于毛孔中,与其他一些盐类附着于体表,在皮肤表面形成电离子层,这些电离子可刺激皮肤神经末梢,通过神经-体液的调节,对人体的生理活动、物质代谢发挥影响;有的通过皮肤进入体内,参与酶、激素、维生素、核酸的合成,在生物化学过程中起着关键性的作用。通过皮肤进入体内的元素有铁、铜、锌、锰等,能和硫基、胺基等配位基或分子基团相结合,深嵌在蛋白质的结构内,形成键能很大的金属酶,在人体内起到特异的催化作用。

放射性同位素研究证实,进入体内化学元素的量取决于元素的性质、离子浓度及作用的时间。海水中的化学元素进入体内后,它们的分布、含量和作用各不相同,各有特定分布的组织和器官,发挥着特定的作用。铁,70%分布于红细胞;锌,65%分布于肌肉组织;铜,50%～70%在肌肉和骨骼,20%分布在肝脏,5%～10%分布在血液中,各发挥其特定作用。例如,铜是血液、肝脏、脑组织铜蛋白的组成部分,并能合成致活细胞色素氧化酶、赖氨酰氧化酶、酪氨酸转化酶等。锌在体内能促进生长发育和组织再生,促进性器官和性功能的正常发育,保护皮肤健康,参与免疫过程。

近年的研究发现,人群中发病率最高、影响最广的疾病是微量元素缺乏症。我国儿童缺铁性贫血患病率城市平均为52%,农村则高达73%。缺碘引起的甲状腺肿有2 000～3 000千万人。大约有1亿儿童患有缺锌、缺铁、缺氟症。海水中的铁、碘和锌元素对上述疾患具有补充治疗作用。目前已知铁、锌、铜、锰、铬、钼、钴、硒、镍、钒、氟、碘、硅等14种微量元素为人体所必需,这些元素在海水中均存在,大多都能透过皮肤,对人体的保健和治疗效果显著。

(六)海水中慢跑

在海水中慢跑已成为最新的一项锻炼运动。做水中慢跑运动,身体应垂直悬浮于深水中,鼻孔比水面稍高一些,四肢如车轮般猛烈划动,像鸭子在水中扑腾的动作最为适宜。

水中慢跑比陆地跑有明显的优点。在陆地上,每跑 1.6 公里,运动者的每只脚就得撞击地面 1 000 次左右,脚部、膝部和臀部都受到震荡,所以常常使肌肉扭伤或韧带损伤;而在海水中,下肢受到的震荡为零,因而不会出现上述问题。在海水中慢跑,能平均分配身体负载,而且水的阻力是空气阻力的几倍,在水中跑 45 分钟即相当于陆地上跑 2 小时。因此,在海水中慢跑是一项最有效的健身运动,尤其适宜肥胖者的减肥。由于水的密度和传热性比空气大,因此海水中慢跑时消耗的热能比陆地多,陆地上全力跑 100 米大约消耗 146.3 千焦(35千卡)热能,而水中慢跑 100 米要消耗 271.7 千焦(65 千卡)热能。这些热能的供应要靠消耗体内的糖类和脂肪来补充,于是就可以逐渐去掉体内过多的脂肪。海水中慢跑十分有利于机体的健美,人的腹部和腿可通过水的阻力得到很好的锻炼,不仅可以去除腹部多余的脂肪,而且能够使双腿修长健美。因此,海水中慢跑不仅能增强体质,而且能防治疾病,是一项理想的运动。

海水中慢跑要循序渐进,不要一开始运动量就过大。运动医学专家认为,一个人在海水中慢跑 5 分钟后,心跳速度每分钟不应超过 110～130 次,并以休息和运动交替进行为宜。

（七）海水浴医学监督

海水浴可分为全身浸浴及浅水浸浴。全身浸浴主要是以游泳方式进行，适宜保健疗养者；浅水浸浴可站在腰以下海水里，适宜体弱患慢性疾病者。凡实施海水浴者，在进行海水疗法时，必须严格进行全面体格检查，严格掌握海水浴的适应证与禁忌证，并按适应范围发给海水浴许可证。对有海水过敏者，禁止海水浴疗法。空腹或饱餐时不可进行海水浴，餐后1～1.5小时入浴为好。入浴前由专人带领做准备活动，入浴后，应先在浅水区做适应活动，然后再到深水区进行浸浴或游泳。根据个体情况决定浸浴时间，应循序渐进，疾病治疗最好每次不超过30分种，健康锻炼一般不超过2小时。海水浴期间，可间歇到海滩休息，做空气浴、海砂浴及日光浴。在进行泥疗、蜡疗和硫黄浴期间，禁止做海水浴疗法。为防止海水进入耳道，可用凡士林棉球塞入两耳外耳道口，如海水已进入耳内，可用硼酸酒精滴耳。海水浴场应编配救护人员，备有急救设备。

（八）海水心理效应

海滨广阔，海水碧蓝，海天一色的壮观景色，可使人所产生良性心理活动，称为海水的心理效应。现代医学证明，心理因素在疾病的发生发展、治疗康复和预防保健等方面都产生着直接或间接的作用。有害的心理因素可以损害人体正常的生理功能，当作用过分强烈持久可导致疾病发生；积极而乐观的心理因素能增强机体的抗病能力，可提高机体的免疫力，从而有利于心身健康和疾病的康复。独具特色的海滨疗养地的景观，可使大脑皮质出现一些新的、外来刺激引起的活动，如大海气势磅礴，周期性的涛声，不断地刺激大脑皮质，产生兴奋灶的转移，从而消除精神紧张和心理矛盾，使心情愉快、情绪稳定、睡眠改善。在观赏海滨景观时，有心旷神怡之感，有益于神经精神系统功能的协调平衡。根据临床观察，在海滨景观的观赏过程中，人的呼吸加深，肺活量增加，脉搏、心率正常，血压稳定，白细胞增多，能收到良好的疗养康复效果。

(九)海水浴适应证与禁忌证

1. 海水浴的适应证　神经衰弱、胃肠功能障碍、营养性肥胖、慢性支气管炎、轻度肺气肿、早期高血压、高脂血症、动脉硬化、冠心病、轻度贫血、慢性关节炎、良性腰腿痛等。

2. 海水浴的禁忌证　重度高血压病、心肌梗死急性期、脑血管意外、心脏病失代偿期、肝炎、肝硬化、肾炎、出血性血液病、化脓性中耳炎、急性结膜炎、滴虫性阴道炎、真菌性阴道炎、癫痫、精神病等。

三、海滨空气浴

海滨气候是指海滨地区特有的天气情况，它的形成是太阳辐射、大气环流和地表面性质等主要因素长期相互作用的结果。海滨气候疗法是通过海滨各种气象因素，如气温、湿度、气流、气压、阳光辐射以及海滨空气中的负离子等综合作用于人体，产生一系列有益于健康的变化，从而达到治疗的目的。

海滨气温日温差与年温差相对较小，这是由于受海洋气候的影响所致。因为海水热容量大，冬季气温比内陆高，夏季比内陆低，夏季凉爽，是避暑的胜地。初到海滨疗养者，机体对海滨气温逐渐产生适应性变化。海滨空气浴能完善体温调节功能，提高机体的散热与产热能力，使得内分泌、神经、体液协调趋于平衡。掌握气温的变化,合理的利用气温对人体的刺激,能使体温调节能力得到锻炼,增强机体对环境变化的适应力。

海滨湿度大,多雾,空气中相对湿度可达80%以上,雨量充沛,空气中丰富的氧气及大量的负离子,可改善呼吸、循环系统功能,促进机体代谢,还具有镇静、降血压等作用。海滨新鲜空气中的气溶胶含有较多的常量元素和微量元素,对多种慢性疾病有疗效。海滨气候适宜上呼吸道粘膜的慢性炎症、慢性胃肠道疾病、佝偻病、神经衰弱等患者的疗养。

海滨气流呈水平方向的称为海风。海风大时,对机体产生冷却作用,使人容易感觉寒冷,寒冷对人体是一个非特异性刺激,能使体温调节能力得到锻炼,可以降低感冒的发病率。酷暑时海风则增加散热,对机体有利。在海滨温暖舒适的微风中散步可以使交感神经系统兴奋,能使人精神焕发、轻松愉快。

海滨气压较高,氧分压亦高,故空气中含氧量也多。

海滨阳光充足,太阳辐射的紫外线强,特别是短波紫外线辐射较强。而人体防病健身主要利用太阳辐射的紫外线,尤其是短波紫外线。紫外线有扩张血管的作用,可使高血压下降。照射皮肤后,紫外线能促使维生素D的形成,可改善钙磷代谢,预防和治疗骨软化症。日光又能调节糖类、脂肪、蛋白质代谢,有益于糖尿病、动脉硬化的预防和治疗。

海滨气候疗法如果利用不当,也可以产生自主神经功能失调症状。由于气候对机体有不同的影响,在进行气候疗法时,要充分利用其有利因素,并要尽量避免或消除其不利因素。

在空气清洁、富含负离子及气溶胶的海滨,利用其气温、湿度、气流将身体暴露在理化因子环境中,锻炼身体,增强体质,促进机体健康的方法称海滨空气浴。

海滨空气湿润而清新,夏季凉爽。常呼吸这些新鲜空气可以增强机体的免疫能力,促进呼吸功能、血液循环及新陈代谢,增强神经系统的功能。持之以恒地进行空气浴,可以提高身体对外界气温骤然改变的适应能力,达到预防上呼吸道感染等疾病之目的,据临床观察,接受空气浴治疗后,上呼吸道感染、肺炎等疾病的发病率明显下降。

海滨空气浴不仅通过冷空气来刺激皮肤,达到锻炼身体及保健之目的,而且还接受海滨丰富的负离子、微量元素以及日光辐射等对机体的刺激,从而发挥各自的生物效应。通过海滨空气浴的治疗,可使体温调节功能、血管运动中枢的反射活动得到锻炼,并提高神经系统的兴奋性及机体对外界环境的适应能力。实践证明,实施空气浴后,人们会感觉精神振奋,心搏出量增加,脉搏减慢,呼吸缓而加深,自主神经功能紊乱症状得到改善。

实施海滨空气浴时,要在医务人员的指导下进行,气温在20℃～30℃之间,相对湿度在45%～55%,风速以0.5米/秒钟左右为宜。在海滩放置躺椅,着泳装,取坐位、半坐位或卧位,行腹式呼吸,亦可在散步、练太极拳等轻度活动中进行。时间一般从每次15分钟开始,逐渐增加到每次30分钟,每日可进行1～2次,1个月为1个疗程。根据海滨空气浴者病情、年龄、健康情况及气候条件、已锻炼过的日程等,决定每次空气浴的时间和次数。

海滨空气浴治疗除适合健康人锻炼体质,增强机体的适应能力和抗病能力外,还可用于体质较弱、易感冒,功能性心血管疾病,鼻炎、咽炎、支气管炎、支气管哮喘、肺结核及功能性肾脏的慢性疾病而代偿功能尚佳者,贫血,手术后恢复期及病后体质虚弱者的康复治疗。心血管、呼吸系统、肾脏的器质性疾病功能已失代偿者，列为禁忌证。

四、海滨日光浴

（一）海滨日光浴养生作用

利用海滨太阳辐射能量及光谱成分，进行身体锻炼、保健治疗、促进康复的方法称为海滨日光浴。

在海滨实施日光浴疗法，其疗养作用主要取决于太阳辐射的红外线、可见光线和紫外线的辐射强度、被机体吸收的程度和它们的生物作用。

日光辐射的能量主要集中于红外线。红外线对人体具有强烈的热效应，机体组织吸收辐射转变为热能，能加强组织内各种物理化学过程和代谢作用，从而调节糖类、脂肪、蛋白质代谢，表现为血糖下降，胆固醇含量降低。日光浴能显著促进糖尿病、高血压、肥胖病等疾病的治疗。日光浴促进人体皮肤蛋白分解产生组胺和类组胺等扩血管物质，使毛细血管扩张，促进血液及淋巴液循环和组织代谢，有利于代谢产物的排除，改善新陈代谢，增强免疫功能。红外线可使组织细胞活力及再生能力增强，促进组织修复。温和的热作用对神经末梢具有镇痛、解痉的作用。

太阳辐射中的可见光线作用于机体，对机体的生理效应不但表现在影响机体的生理过程，提高物质代谢，改善睡眠，还可以改善神经系统功能。可见光对视觉器官-神经系统-大脑产生视觉及色觉效应。而这种效果可引起错综复杂的生理和心理作用，在自然疗养因子疗法中，尤其在景观疗法中效果显著。

太阳辐射中,紫外线的生物化学作用最为明显。紫外线可促进维生素 D_3 生成,从而使血钙、血磷浓度增高,促进骨质生长。人体皮肤中含有 7-脱氧胆固醇,经日光中紫外线照射转变为内源性维生素 D_3,预防和治疗佝偻病和骨软化症。紫外线可提高机体免疫功能,使体液免疫加强,白细胞吞噬功能活跃。对于慢性皮肤炎症,植皮或皮肤缺损,采用开放疗法,让病损部位直接暴露于阳光下,日光中的紫外线能使这些部位的细菌、病毒的蛋白质分解变性,达到杀灭目的。紫外线可使胆固醇、血糖降低,糖耐量增强。紫外线小剂量照射出现正氮平衡,大剂量照射出现负氮平衡。紫外线照射使机体产生大量组胺酶,致使组胺降解而脱敏,因此,对支气管哮喘、过敏性鼻炎等过敏性疾病有益;紫外线还能激发脏器释放前列腺素 A_2 及激肽等血管活性物质,使血管扩张、血压下降、血氧利用率增加。日照可促进生物节律的正常化,通过神经-内分泌-免疫系统,使机体内环境稳定,能更好地适应外环境的变化。

(二)海滨日光浴的实施

1. 治疗方案　在专门的海滨日光浴场实施日光浴治疗方案,因不同地区日照强度和全年气象差异有所不同,应选择最佳的日光浴时间,气温应在 20℃ 以上。北海、东海的海滨地区夏季以上午 9～11 时和下午 3～4 时为宜,春秋季以上午 11～12 时为宜。

2. 治疗方法与剂量

(1)全身照射法:常用顺序全身照射法,这是一种逐渐增加照射剂量和照射面积的方法。照射次序和照射剂量见下表:

日光浴次序与剂量

部　位	日照剂量（千卡）						
	第一日	第二日	第三日	第四日	第五日	第六日	第七日
足　部	5	10	15	20	25	30	35
下　肢		5	10	15	20	25	30
上　肢			5	10	15	20	25
腹　部				5	10	15	20
胸　部					5	10	15
背　部						5	10

注：1 千卡＝4.184 千焦

（2）局部照射法：在海滨日光浴场，暴露出照射部位。开始照剂量为 40 千焦（9.6 千卡）热能，以后逐渐增加至121～238千焦（29～57 千卡）。

（三）照射须知

1. 作好防护　太阳的辐射对皮肤造成的损害日益令人感到恐慌。为避免这种问题，在晒太阳时采取必要的防护措施是极其重要的。在最初的几天内，日光浴时间要短，随着时间的推移再逐步增加。在每日 12～16 时的高辐射时间内不要晒太阳，最重要的是日光浴不要持续 2 小时以上。为避免皮肤灼伤，必须使用较好的保护剂，要在皮肤干燥时涂抹防晒护肤品，隔一段时间后需再次涂抹。一个好的光保护装置应能既防护高强度辐射又能防护低强度的辐射，同时还能防海水和汗水。不要让 3 岁以下儿童晒太阳，儿童吸收的辐射是成年人的 3 倍。孕妇、皮肤癌患者的后代在日光浴时要格外小心；长有痤疮的年轻人在日光浴时要有保护装置；在出现皮肤灼伤、中暑或皮肤斑点时要向医师或药剂师咨询;在服药时,特别是在服利尿剂、避孕药和抗生素期间行日光浴,更要听取医师的意见。要预防儿童、饮用过量糖水或饮料的成年人脱水。不要在光反射强的物体前进行日光浴,如白砂或白墙,因为在这些物体前,光的作用要增加数十倍。物品准备包括气温计、风速计、紫外线强度计、紫外线生物剂量测定计、急救箱及日用品等。

2. 掌握适应证　海滨日光浴适用于特勤人员的保健锻炼及体质虚弱者,骨折复位固定者,佝偻病或骨软化病、骨质疏松、类风湿关节炎、风湿性肌纤维织炎、皮肤慢性溃疡、慢性盆腔炎等。

3. 避免禁忌证　禁忌证有浸润性肺结核、胸膜炎、结核性腹膜炎、心脏功能失代偿期、心动过速、甲状腺功能亢进、出血性疾病、疾病的急性期、发热患者及女性月经期等。

五、海泥疗法及海上运动

(一)海泥疗法

海泥疗法是指把加热的海泥(40℃～60℃)涂敷在人体的相应部位,利用海泥所具有的温热效应、机械效应和化学刺激,达到康复的目的。经过海水的不断循环冲刷、海洋生物代谢、海水化学元素沉淀,使海泥含有丰富的微量元素、有机物、无机盐及某些放射性物质。同时,海泥又具有散热慢、导热性低,冷却慢、保温性好的特点。海泥的温热效应和海泥中所含的化学元素可使人体交感神经兴奋性降低、末梢血管扩张、血压下降,促进血液、淋巴液循环。同时,可使呼吸加快,提高肺通气功能。海泥还可通过与人体接触时产生的机械摩擦作用,使皮肤局部产生电流而降低末梢神经兴奋性,起到镇痛、解痉的作用。海泥还能抑制结缔组织的生长,有助于周围神经外伤的综合治疗。充分利用海泥中各种盐类、有机物质、胶体物质、气体、激素、微量元素、维生素及放射性物质,通过皮肤吸收或刺激体表皮肤粘膜产生一定的化学作用,使机体呈现综合效应。海泥疗法还可提高机体的非特异性免疫力,改善免疫反应,使免疫反应产生适应性变化。

海泥疗法主要用于风湿性、类风湿性或外伤性关节炎,增生性脊柱炎,外伤或术后的组织粘连;还可用于瘢痕、周围神经外伤、骨折、慢性盆腔炎、免疫性结缔组织病、过敏性疾病、自身免疫病和免疫性心血管疾病等。

各种急性病、发热与感染期、重度出血性疾病、传染性皮肤病、骨结核、严重的动脉硬化等不宜采用海泥疗法。

(二)海上运动

海洋对人类来讲是一个巨大的健身场。海上运动是利用日光浴、空气浴、海水浸泡、海浪冲击和海水压力等方法以达到强身健体的目的。海上运动会使人强筋壮骨,并对机体产生相当于自然水按摩的强健作用,会给人带来舒服的感觉。一些运动强度适中,时间在 30～60 分钟的项目,如游泳、划船、冲浪、潜水等,可提高人体氧代谢能力,增强体质,延缓衰老进程。人们在海上运动时,由于兴奋性增加,心跳加快,心率可比正常时增加 1～3 倍,使血液流动加快。海上运动不仅能供给全身各部位较多的氧气和养料,而且还能使心肌收缩力加强,改善血管壁弹性,扩张毛细血管,减少血流阻力。人们在运动时,血液循环加快,避免胆固醇沉积在血管壁上,从而可防治高血压、动脉粥样硬化及冠心病。从身体部位看,见效最快的是肌肉。运动员在运动过后,海水浴可以放松肌肉,有助于受损肌肉和关节的恢复,因此这种疗法最适于运动员。据国外报道,老年人若能长年坚持适量的海上运动,机体反应能力与年轻人相似,可使心脏功能保持良好状态,延缓衰老,提高生活质量。

六、海滨旅游注意事项

(一)卫生和安全

1. 不吃不洁食物。吃海鲜时,可适量喝点白酒和米醋,以起到杀菌消毒的作用。

2. 吃海鲜后,1 小时内不要食用冷饮、西瓜等,不要马上去游泳。游泳后不宜立即食用冷饮、西瓜、海鲜等食品。

3. 晚上睡觉注意保暖,以免受凉引起腹泻。

4. 晕船者在上船前不要吃得太饱,也不要吃油腻的食品。上船前半小时须先服 1 片乘晕宁以防晕船。晕船者上船后不要频繁走动,产生晕觉时,可平躺在床上,并在手腕及肚脐处各贴一块麝香膏,以起到防晕的作用。

5. 随身带好治疗感冒、发热、腹泻、皮肤过敏的药品,以便应急之用。

6. 游泳前要作准备活动,以防抽筋。游泳时要在规定的安全区域内活动。水中感觉不适时,应尽快上岸休息。

7. 保管好自己的随身物品,贵重物品不宜放入衣物箱内,应专门寄存或派人看管。

8. 参加高速摩托艇、水上飞机、高速游轮活动的游客要听从工作人员的安排,并穿好救生衣,落实各项安全措施。切忌麻痹大意。

9. 携带儿童的游客,参加水上活动时应照顾好自己的孩子,不要让他们独自游泳。

(二)常见病的救治

1. 海水淹溺　淹溺是人淹没水中,大量的水经口、鼻灌入肺内,引起换气障碍而窒息。

(1)临床表现:患者有神志不清、昏迷,皮肤、面部及口唇发绀,四肢厥冷,呼吸和心跳微弱或停止,口、鼻充满泡沫或液体,腹部常隆起。

(2)急救措施:①倒水。立即清除患者口、鼻中的异物,保持呼吸道通畅。迅速将患者的腹部放置于抢救者屈膝的大腿上,头部向下,随即按压背部迫使呼吸道和胃内的水倒出。②人工呼吸。对呼吸和心跳停止的患者应立即进行心肺复苏,并迅速转送医院。

(3)预防措施:为了确保安全,应注意以下几点:①有心脏病的患者不宜游泳,初学者不要到深水区。②海上游泳应提倡集体行动(至少两人以上),避免发生淹溺现象。③应在安全、急救设备齐全的海水浴场游泳锻炼,一旦发生淹溺可以得到及时救助。

2. 水母蜇伤　水母伞部下面有许多触须,其上有许多刺丝囊可以蜇人。

(1)临床表现:蜇伤后,局部可迅速出现片状红肿、小红斑、风团、水疱及表皮坏死等;并有疼痛、全身发冷、胸痛、腹痛、腹肌紧张、吞咽困难、腹泻、恶心、呕吐、呼吸困难等症状。

(2)治疗:①发现水母蜇伤后,速用碱性溶液中和,最好用1‰氨水冲洗或冰袋冷敷患处,可缓解疼痛和延缓毒素的吸收。②有条件者使用抗毒素,可很快终止中毒反应及局部疼痛,并转送医院。

3. 章鱼咬伤

(1)中毒现象:章鱼后面的一对唾液腺分泌一种特殊的毒汁。被章鱼咬伤后,局部发生疼痛、红肿,并可出现全身无力、头晕、呕吐、站立不稳等。严重者,可发生昏迷、心跳微弱及呼吸麻痹而致死。

(2)治疗:用绷带紧缠章鱼咬伤的患肢并用夹板固定,以延缓毒液向中枢神经扩散,并转送医院。

4. 毒蛇咬伤 我国沿海已经发现 15 种海蛇,这 15 种海蛇全部是毒蛇。毒蛇头部有毒牙、排毒导管和毒腺。咬人时,毒液经排毒导管输送到毒牙,注入到伤口内,并经淋巴和血液循环扩散。有血循毒的蛇毒可致咬伤局部明显肿胀,出现水疱或坏死,肿胀可迅速蔓延到全身。引起局部和全身中毒症状,患者可在短时间内死亡。

一旦发现被毒蛇咬伤,要保持镇静,不要惊慌奔走,以免加速毒液吸收和扩散。应立刻在伤口近心端部位缚扎,沿牙痕做"一"字切开伤口,进行冲洗和吸毒。有条件者,注射抗蛇毒血清,并立即转送医院。

第十一章 旅游常识简介

人们外出旅游都面临着医、食、住、行和防病保健等方面的问题,解决好这些问题,会使旅游者充分体验到旅游的快乐。

一、旅游者的医疗保健

祖国医学对旅游中的保健问题已十分重视,有些做法已沿用至今。唐代医家孙思邈在《备急千金要方》中既强调旅行中应带必备药,又要求携带急症治疗的参考书,提出"凡人居家及远行,随身常带有熟艾一升……此等常不可缺少,及一两卷《百一备急药方》,并带避毒蛇、蜂蝎毒药随身也"。为提醒旅行者预防"水土不服"和其他应注意之点,清代养生学家石成金在所撰《长生秘诀》中写有"行旅调摄"专节,对旅行中的医、食、住、行各方面作了更为详细的记述。

长途旅行,生活不规律,身体易疲劳,旅途医、食、住、行又诸多不便,这些都会给旅游者身心健康造成不利影响,因此旅行中尤其应注意保健,特别是老年人更要充分准备。

(一)行前准备

老年人或身体状况欠佳者,临行前最好进行体检,征得医师同意后方可出行。根据各自身体状况和病情,选定旅游点,安排旅行日程.出发后要及时向随行人员介绍病情,独自或结伴旅行时,要有人陪同照顾。

携带常用药物和平时服用的药物,如降压药、扩血管药及催眠药,还应备有止泻、止痛之类的药物。急救药品随身带,以应急需。若晕车、晕船,还应带上防晕药。

(二)途中医疗保健

1. 防止受凉感冒　春秋旅游旺季,气候多变,故春游不减衣,还要带上雨具,以防身体受凉。秋天早、午、晚温差大,老年人机体免疫与抗病能力下降,应随气候变化增减衣服,防止受凉。

2. 避免过度疲劳　乘火车人多拥挤,车厢空气污浊,坐汽车颠簸厉害,倍感疲劳。故老年人最好坐卧铺或飞机,也可分段前往,旅行日程安排宜松不宜紧,活动量不宜过大。游览时,要循序渐进,攀山登高要量力而行,以免劳累过度,加重心脏负担,引起旧病复发。当出现头昏、头痛或心跳异常时,应就地休息或就医。

3. 常见病的预防和处理　旅游者在旅游过程中最怕的一件事恐怕就是生病,如果是懂得一点防病治病的常识和急症的处理方法,可以防患于未然,就算真的生病或发生急症也已心中有数,不至于束手无策。

(1)水土不服:就是旅游者对所到的新环境不适应而产生的不适感。主要表现为食欲差、腹泻、皮肤出现荨麻疹、失眠等症状。水土不服主要是生理性原因造成的,在旅游者适应了新环境后,症状会逐渐减轻或消失。情况严重的可服用一些抗组胺类药物,如扑尔敏、维生素 B_2、维生素 C 等。失眠可服用安定等药物。

(2)晕动病:就是旅游者在乘坐车、船、飞机时,因颠簸、空间狭窄或受柴油、汽油的气味刺激,而感到眩晕、恶心,甚至出现呕吐等症状,是一时性的病理反应。有晕动病的人在上车、船、飞机前半小时,要先服用乘晕宁之类的药物。口中含1片生姜,既能防止恶心、呕吐,又有驱风解毒的作用。不宜吃油腻的食物,也不宜过饱。乘坐车、船、飞机要尽量坐在较前的位子,以减少颠簸。如感到不适,尽量不看摇摆的景物,如波涛、起伏的地平线等。不要低头看书,可闭目养神。

(3)"上火":很多人在旅游途中,容易出现心跳加快,颜面潮红,全身燥热,心绪不宁,食欲下降,小便发黄,大便秘结等症状;还有些人的嘴唇、口角甚至脸起疱疹。这些症状通俗说就是"上火"。"上火"虽非什么重病,但它会给本来愉快的旅途生活带来烦恼和不安,给旅游的欢乐打了折扣。

引起"上火"是人体各器官不协调造成的,医学上称之为应激性疾病。因为旅游途中,由于频繁地更换地点和改变生活环境,加上爬山涉水,需要消耗大量的精力和体力,全身各系统常常处在紧张和变化之中,即处于应激状态。机体一旦进入应激状态,就会破坏机体内环境的协调、平衡和稳定,抵抗力下降导致疾病的发生。

因此,出门旅游要慎防"上火",以保持旅途愉快。一般来说,只要做到以下几点,就不会再出现"上火"的现象了。

做好充分准备,出门旅游前对于旅行的路线,乘车坐船的时间,携带的衣物等要有充分准备。这样,遇到任何事情都能从容自如,心境平和。生活要有规律,日程安排最好按事前准备好的进行,不要随便打乱行程计划。注意劳逸结合,保证充足的睡眠,以免过度疲劳、抵抗力下降而致病。多吃新鲜的绿叶蔬菜、水果和多饮绿茶等,这些都有良好的"清火"功能。口服清凉冲剂,如夏桑菊冲剂、金菊冲剂等。

4. 急症的应急处理

(1)关节扭伤:关节扭伤常伴随肌腱组织的损伤,旅游者疼痛难忍,受伤部位肿胀,时间一长还可能出现青肿斑。关节不慎扭伤后,切忌立即搓揉按摩。应用冷水或冰块冷敷约15分钟,然后用手帕或绷带扎紧扭伤部位,也可以就地取材,用活血、消肿的中药外敷包扎。如扭伤踝关节后还必须赶路,就不要脱去鞋子,否则因关节肿胀旅游者无法再穿上鞋了。另外鞋子还起到固定作用。

(2)晕倒昏厥:发生晕倒、昏厥时,千万不可随意搬动,应首先观察其心跳和呼吸情况。如心跳、呼吸正常,可轻拍患者并大声呼唤使其惊醒。如无反应则说明情况比较复杂,应使患者头部偏向一侧并稍放低,取后仰头姿势,然后采取人工呼吸和心脏按摩的方法进行急救。

(3)心源性哮喘:奔波劳累,常会诱发或加重心源性哮喘急性发作。患者首先应采取半卧位,并用布带轮流扎紧患者四肢中的三肢,每隔5分钟换1次,可减少回心的血流量,减轻心脏的负担。

(4)心绞痛:有心绞痛病史的患者,外出游玩应随身携带急救药品。发生心绞痛后,首先应让其坐起,不可搬动,并迅速给予硝酸甘油含于舌下,以缓解病情。

(5)胆绞痛:发病时首先让患者静卧于床,迅速用热水袋放在患者的右上腹热敷,也可用拇指压迫刺激足三里穴位,以缓解疼痛。

(6)胰腺炎:有些人在旅游时,由于暴饮暴食而诱发胰腺炎。发病后应严格禁止饮水和进食。然后,用拇指或示指压迫足三里、合谷等穴位,以缓解疼痛,并及时送医院救治。

(7)急性胃肠炎:由于旅途中食物或饮水不洁,引起各种急性肠道疾病。如出现呕吐、腹泻和剧烈腹痛等症状,可口服痢特灵、黄连素等药物,或将大蒜拍碎服下。同时将患者送附近医院诊治。

5.毒虫咬伤的防治

(1)毒蜂:民谚中有"不要捅马蜂窝"之说,由此可见毒蜂之厉害。毒蜂主要指马蜂(俗称黄蜂)和胡蜂,它们的毒性比蜜蜂大。即使仅被几只马蜂或一二只胡蜂蜇中,伤者也会出现发热、恶心、呕吐、烦躁不安等全身症状,严重的还会引起血压下降、休克昏迷,甚至有的因呼吸衰竭而死亡。

旅游登山时,要牢记不要随便触动荆棘丛中的马蜂窝,免得被蜂群攻击危及生命。一旦误闯马蜂"领地",千万别慌张失措拔腿狂奔,而应利用地形和障碍物马上蹲下,屏住呼吸,再慢慢地将随身携带的草帽遮挡脸面。即使是可怕的毒蜂围着你狂飞乱舞,甚至个别落到你的身上,也要硬着头皮坚持下去,忍耐一二十分钟,等这些狂怒的蜂群恢复了平静,再慢慢地退出这"是非之地"。如被蜂蜇伤应该小心挑出毒刺,不要挤压伤口,不然会引发更多毒液扩散。外敷南通蛇药。民间验方中有用葱叶、葱头或大蒜捣成泥状涂患处,或用新鲜人乳反复滴涂于蜇伤部位,或将新鲜仙人掌洗净去刺、捣烂如泥敷于伤处(每日换 2~3 次),均有杀菌止痒、解毒止痛、消肿的作用。如果平时捉到蝎子或马蜂,用白酒浸泡备用,凡有人被蜇伤,将泡好的酒涂于伤口处即可见效。重症者应及时送医院进行治疗。

(2)秋毛虫:秋毛虫为秋季常见的毒蛾幼虫。它们浑身长满毒毛,毛腔内充满毒液,当毒毛触及游人便会折断,毒液就会注入人体,引起中毒。有时,游人并未触到毛虫,也会出现毛虫中毒过敏,这是因为毛虫群居于高树上摄食时,从它们身上脱落的毒毛会随风飘散,一旦落到游人身上,或被吸入气管,同样会引起过敏。因此登山旅游时,如发现有秋毛虫危害的树林,还是远离为妙,以免"飞来横祸"。

(3)蜈蚣:常见的有少棘巨蜈蚣、平耳孔蜈蚣等。游人被小蜈蚣咬伤,局部会出现红肿、炽热和剧痛;若被大蜈蚣"光顾",会造成局部组织坏死,严重者还会引起发热、昏迷等全身症状。伤者可用3%的氨水或肥皂水清洗伤口,然后敷上蛇药。在野外可以采撷鱼腥草和蒲公英等解毒草药捣烂外敷,也可用六神丸外敷,严重者要就近送医院。

(4)毒蝎:蝎子为蛛形纲蝎科毒虫。若被一只蝎子蜇伤,仅局部红肿、灼痛、麻木,不会出现全身症状,也不会有生命危险。若被大毒蝎(如藏蝎等)蜇伤,除剧痛等局部症状外,还会出现头晕、流涎、呕吐、体温下降和言语困难等症状,个别严重者还会因呼吸衰竭而死亡。幼儿若被蜇,要立即用止血带或代用品在伤肢近心端扎紧,再用干净小刀或刀片将伤口做十字切开,用瓶装矿泉水冲洗,敷上随身携带的蛇药等,并速送医院治疗。

(5)毒蚊:是秋季传播登革热、乙型脑炎和恶性疟疾等急性传染病的媒介。因此外出旅游时,特别是到热带、亚热带地区的游人千万不要掉以轻心,衣裤不要穿得太短、太露,以防日间也猖狂攻击人类的花斑蚊。此外,旅游者应随身携带驱蚊油和风油精之类药物。

(6)小虫钻耳:不要惊恐和焦急,更不能乱抠乱掏,尽快找到人乳、香油、葱汁、韭菜汁,任选其中一种取少许缓缓滴入耳中。豆粒之类不慎进入耳中,取少许猫尿滴入耳内,豆自然崩解而出,进入耳内的小虫亦立即爬出。取猫尿的方法是,用生姜擦猫鼻子,则猫自尿也,用容器盛之即可。

6. 其他注意事项

（1）旅游腿脚肿：旅行中不管是乘坐什么交通工具，坐着、站着或行走较远，时间一长，腿脚就会肿起来。医学上把这种由于旅游引起而查无其他原因的腿脚肿称为"旅游性腿脚肿"。为了防止旅游性腿脚肿，须注意以下几点：

第一，要妥善安排旅游的时间和路线，不要赶得太紧，游完一个景点后要休息一会儿，注意劳逸结合。

第二，途中要注意体位的变化，站立和行走一段时间后，要坐一会儿或平躺一会儿，并把两腿脚放松，长时间坐车、坐船时，要把两腿抬高，便于腿脚的静脉血液回流。

第三，外出旅游需要长时间逛街或登山时，最好打上松紧合适的绑腿，或用宽布带把小腿裹紧，用别针固定住。

第四，每天旅游完以后，用热水烫脚，使腿部的血管扩张，便于血液回流。

第五，万一发生了旅游性腿脚肿，平躺休息时，抬高腿脚，使其高于心脏的位置，使血液回流，一两天即可好转。若腿脚肿仍不减轻，就要请医师进一步治疗。

（2）旅游与脚泡：外出旅游，脚泡的发生比较常见，它会影响旅游的顺利进程，而且处理不当还会引起感染。

脚泡的产生与脚底汗湿、表皮软化，足掌长时间着力和摩擦，促使局部组织液渗出而沾粘鞋袜，行走的道路不平和速度不匀，以及旅游者缺乏锻炼等因素有关。预防脚泡的发生必须注意：

第一，鞋袜要大小合适，最好穿半新的胶鞋或布鞋，女同志不要穿高跟鞋，鞋垫要平整，袜子无破损、无褶皱，鞋内进沙子应及时清除，要保持鞋袜干燥。

第二，徒步游览应循序渐进，先近后远，脚步要均匀，落地要稳,不可时快时慢。

第三,临睡前要用热水烫脚,以促进局部血液循环,对足底部位应用手按摩。

发生脚泡,将脚泡穿刺与引流。首先用热水烫脚5~10分钟并用碘酒或酒精将脚泡局部进行消毒,再用消毒的针(针可用煮沸的水或酒精浸泡)刺破脚泡,泡水流出,排干。也可用消毒的马尾穿过脚泡引流。但处理脚泡时,切忌剪去泡皮,以防感染。

二、旅游中的饮食卫生与住宿

(一)饮食卫生

旅游中的食品要新鲜、多样、色美、味香。饮食要讲卫生,宜清淡,少吃方便面,多吃蔬菜、水果,防止便秘。不食用不合格的食品和饮料,不喝泉水、塘水和河水。旅游中保持身体健康的首要问题就是时刻注意饮食卫生,防止"病从口入"。主要有以下几个方面:

1. 注意饮水卫生　水是维持生命的物质,旅游因出汗较多,而且随汗会排出一些钠、钾、镁、钙、铁等物质,因而旅游中应饮用含有以上物质的水或饮料,以维持体内水、盐代谢平衡。但不能一次饮水过多,以不超过300毫升为宜,否则会使胃液稀释,影响消化,增加心、肾的负担。一般来说,生水是不能饮用的,旅途饮水以开水和消毒净化过的自来水为最理想,其次是山泉和深井水,江、河、塘、湖水千万不能生饮。无合格水可饮时,可用瓜果代水。饮茶不宜过多、过浓,以免引起兴奋、失眠、多尿、便秘、心跳加快等。少量饮酒可促进血液循环,消除疲劳。

2.瓜果要洗净或去皮　吃瓜果一定要去皮。瓜果除了受农药污染外,在采摘与销售过程中也会受到病菌或寄生虫的污染。

3.慎重对待每一餐　高、中档的饮食店一般可放心去吃,大排档的可有选择地吃,摊位或沿街摆卖的不要去吃。无论行程长短,最好带些饼干、糕点,可在途中无法就餐时食用。但必须禁止暴饮暴食,否则会出现消化功能紊乱,诱发心肌缺血、胆囊炎、胰腺炎。

4.学会鉴别饮食店卫生是否合格　合格的一般标准应是有卫生许可证,有清洁的水源,有消毒设备,食品原料新鲜,无蚊蝇,有防尘设备,周围环境干净,收款人员不接触食品且钱票与食品保持相当距离。

5.在车、船或飞机上要节制饮食　旅行时,由于没有运动条件,食物的消化过程延长,速度减慢,如果不节制饮食,必然增加胃肠的负担,引起肠胃不适。

(二)旅游中的住宿

假如旅行时间较长,旅途又比较劳累,住宿就应该安排得好一些。如果限于经济条件,也应尽可能在旅程中住上两天档次较高的旅馆,以便洗一个澡,睡一个舒服觉,使疲劳得以消除。大城市一般都有旅店介绍处,地点多设在车站附近,旅客可以前往联系。

选择住宿要考虑以下几个条件:

1.交通方便　一般旅游区范围广,游览点多,往往得几天才能游完。住宿要距旅游点较近,如太远,每天往返既耗费精力又花费时间。

2.食宿配套　游览一天后,人很劳累,希望抓紧时间吃饭休息。食宿配套的旅社既方便就餐，又较卫生。如果住处没有餐厅，就得另找地方吃饭，既浪费时间，又影响休息。

3. 卫生、安静　要有盥洗等卫生条件，有地方洗澡、洗脚，环境要安静、清洁。住宿环境嘈杂，卫生条件不好，会妨碍休息，不利于身体健康。

4. 有防蚊设施　夏秋季节蚊子较多，没有纱窗纱门或没有蚊帐就无法安睡，甚至会因蚊虫叮咬而传染疾病。

5. 费用适宜　出外旅行，住的旅馆好坏将影响旅游质量，也影响到费用的支出。那么如何巧选旅馆费用，达到既住得好，又住得便宜呢？

首先，可在出游之前打听一下要去的地点，是否有熟人介绍或自己可入住的企事业单位的招待所和驻地办事处。如果有就首选这些条件较好的招待所和办事处，住在这种地方，价格便宜，安全性也好。当然在选择这些招待所和办事处时，也要根据位置决定，如果十分不便于出行则不可住。

其次，在企事业单位招待所和办事处没有适合自己住宿的情况下，在选择旅馆时，要尽可能避免入住在汽车站、火车站旁边的旅馆，可选择一些交通较方便，处于不太繁华地域的旅馆。因为这些旅馆在价位上比火车站、汽车站旁边的旅馆要便宜得多，而且这些地段的旅馆还可打折、优惠。如今城市出租车发展快，住远一点没关系。

6. 住宿注意事项

(1)住宿登记须知：填好住房登记表，并告知离店日期。退房时间一般都定在次日中午12点前，晚了可要加钱。亲友来访，不能过夜。多数酒店把时间下限定在晚11～12点之间。

(2)注意住宿安全：①贵重物品要随身携带，离开房间时关好房门。②住宿期间如有贵重物品而又携带不便的，可交到服务台办理保管手续。③不要在酒店房间内使用电炉、电饭煲、电熨斗等。也不要躺在床上吸烟,防止发生火灾。④易燃、易爆品,放射性危险品是不能带进酒店的。⑤万一发生失窃,尽快通知服务台。

7. 旅游睡眠的几点注意事项

(1)忌仰卧:仰卧时舌根部往往后坠会影响呼吸,易发生鼾声,手放在胸部,导致噩梦。最理想的睡眠姿势是右侧屈膝而卧,此睡姿可使全身肌肉松弛,肝血流增多,呼吸通畅。

(2)忌睡前思绪万千:睡前必须静心思睡,不可忧虑烦事,否则会导致失眠。睡前可翻翻画报,听听轻音乐。

(3)忌饮酒饱食:睡前饮食过多,肠胃发胀,消化障碍,影响睡眠。

(4)忌交谈:睡前说话会使情绪兴奋,大脑不得安宁,入睡困难,导致失眠。

(5)忌开灯睡觉:人面对强光不仅影响入睡,还能导致入睡不深、易醒、做梦。

(6)忌蒙头睡:这样会使人吸入大量二氧化碳,甚至发生呼吸困难和窒息。

(7)忌迎风睡:睡眠中不能长时间吹电风扇。人在睡眠时生理功能较低,抵抗力较弱,当风一吹易生病。

(8)忌张口呼吸:张口呼吸,空气未经鼻腔"过滤"处理,冷空气及含有污物的气体直接刺激咽喉,容易引起咳嗽,发生上呼吸道感染。

(9)忌睡中忍便:憋尿忍便对人体有害,也影响睡眠。睡前排空大小便,减少粪便的刺激,有预防疾病、延年益寿的作用。

8. 正确使用空调

(1)离开房间外出时开机放进冷气,旅行归来住宿休息时关闭,这样房间内非常凉爽。

(2)睡前调到适宜温度,睡时切忌开冷风。

(3)室内温度与室外温度不宜相差太大,一般差幅5℃左右为宜,当然也要适当考虑个人的生活习惯和要求。

(4)无论在什么时候,都要避免冷风直吹身体。

(5)旅行归来满身是汗或刚洗完澡时,都不要吹冷风,否则极易感冒。

三、旅游出行中的注意事项

(一)注意旅行交通安全

虽然现代交通的安全设备日益进步,但由于车流量大,司机防范意识差,交通事故时有发生。当遇到意外事故时,应当保持清醒、镇定。只有镇定,才可以明了当前的处境,寻求应付的办法。

在一切车、船事故中,减少伤亡的要点,就是避免撞击。人的两腕、两腿之间,有很大的缓冲力,如果在一定的情况下,用两手紧握前面的可握部分,两腿也微弯地向前蹬着,以准备最后一撞的刹那间,用力一推,使撞击力在自己的手腕和腿弯之间消失,减少身体前冲的程度,就不致受到重创。如果事故突然发生,连这个动作都来不及做,可抱头缩成一个球型,千万不要让头部、胸部受到撞击。轮船一般都为旅客配备救生衣或救生圈。当发生意外时,一定要听从船长、机长或车长的指挥,统一行动、排险或疏散。

(二)旅游中走的学问

旅游要学会走路。掌握"走路经"者玩得轻松、愉快又安全;反之则劳累、紧张,甚至受伤。

不要把三步并作两步走或蹦蹦跳跳,那样会加重膝、踝负担,容易劳累或受伤。不要急速行走。要快去慢返,上午出游的路可走得稍快,傍晚返程则要慢些走,以免疲劳的关节、肌腱受伤。走阶不走坡,上下山时尽量走石阶,少走山面斜坡。这样较符合力学和生理要求,安全又省力。走硬不走软,在水泥、沥青、石板等硬地上行走比在草地、河滩、湿地等软地面行走更省劲和安全。避滑就涩,宁可绕点路从较涩的雪地、草坡走,也不走又滑又危险的冰面、沙石坡,以求安全。精力集中,朋友们一同外出旅游,总喜欢在旅游中嬉戏、说话、唱歌等,不仅消耗体能,还会分散注意力。要精力集中,尤其在一些比较危险的路段,如过桥、上下坡时,眼睛更不能分散注意力,正所谓走路不看景、看景不走路。

此外,一是要穿软底平跟鞋,如旅游鞋、登山鞋,切勿穿高跟鞋、松糕鞋。二是用腰包携物最省力,其次是双肩式背包,单肩挎包及手提物品最费力。三是多开口问路,避免走冤枉路。

(三)旅游必备与七忌

1. 旅游必备 扇子、雨伞、墨镜、太阳帽是旅游四宝。盛夏,天气十分炎热,登山涉水、穿山越岭,游客常是大汗淋漓,配一把扇子,既能驱热,又有风度。旅游时,带一把折叠伞,不仅可以避免旅游途中降大雨而挨淋,还可以遮阳,又是留影拍照的美妙道具。墨镜,为旅客增加风度,还可避免强光刺激及风沙吹入眼内。太阳帽不仅可避免烈日暴晒你的面部皮肤,使你的头发不被风吹乱,还不失为很好的装饰品。

2. 旅游七忌

(1)忌走马观花:旅游的目的是愉悦身心,增长见识,如果每到一地不去细心观察鉴赏当地的风景,则失去了旅游的意义。

(2)忌行李过多:旅游时带过多的物品是没意义的,它是旅游的累赘。带在身边,行动又不方便;放在旅馆,又不安全。

(3)忌惹事生非:与人为善,互相帮助,不与他人争高低。

(4)忌分散活动:特别是到人烟稀少、危险地区的旅游景点,千万不要单独行动。

(5)忌钱人分离:钱和贵重物品随身携带,多加防范,小心为好。

(6)忌带小孩:小孩子时刻需要大人的关照,使大人不能全身心享受旅游所带来的乐趣。

(7)忌不明地理:每到一地应先买份当地地图,一可作走散时应急之用,二可留为纪念。

(四)旅游保险

外出旅游开始成为人们新的时尚选择。出门在外,风险增大,买一份合适的保险,就可以将风险降到最低限度。

1. 旅客意外伤害保险　出门旅游,乘车坐船是少不了的,车、船旅客意外伤害保险的保险费已包含在票价之内,旅客在购买车票、船票时,实际上就已经投了该险,其保费是按票价的 5% 计算的,每份保险的保险金额为人民币 2 万元,其中意外事故医疗金 1 万元。保险期限从检票进站或中途上车、上船起,至检票出站或中途下车、下船止.在保险有效期内,因意外事故导致旅客死亡、残废或丧失身体功能的,保险公司除按规定支付医疗费外,还要向伤者或死者家属支付全数、半数或部分保险金额。但如属旅客自身原因,如自杀、疾病等造成身亡、残疾等,保险公司免责。需要提醒旅客注意的是,您乘坐车、船旅游时,一旦出险,您可要重视自己的权利,因为您在购票时已经投保了。

2. 旅游人身意外伤害保险　到景区旅游,目睹那惊险、刺激的旅游项目,当您既想体验那些激情,但又有所心悸时,您可选择自愿性的旅游人身意外伤害保险。现在保险公司开设的该险种,每份保险费1元,保险金额1万元,一次最多可投10份。保险期限为从购买保险进入旅游景点或景区时起,至离开景点或景区时止。在参加探险游、生态游、惊险游时最好保个险。

3. 住宿旅客人身保险　我国保险公司已开发了住宿旅客人身保险的新险种。该险种每份保费1元,从住宿之日零时起算,保险期限期15天,期满可续保,一次可投多份。在保险期内,旅客因遭意外事故、外来袭击、谋杀或为保护自身或他人生命财产安全而致自身死亡、残疾或身体功能丧失,或随身携带物品遭盗窃、抢劫等而丢失的,保险公司按不同标准支付保险金。此保险也属于自愿性质的。